Pauline Harmange beschreibt nahbar, verletzlich und ehrlich, welche inneren und äußeren Konflikte ihren eigenen Schwangerschaftsabbruch begleiteten. Da das Thema in der öffentlichen Diskussion immer noch mit Scham und Schuld konnotiert ist, fühlen sich auch die Betroffenen oft schmutzig und schuldig. Harmange plädiert leidenschaftlich für das Selbstbestimmungsrecht von Frauen und reflektiert über Fragen rund um das Thema Weiblichkeit. Ein intimes, sprachgewaltiges, aufklärerisches Buch voller Fakten, Emotion, Wut und kampfeslustiger Solidarität.

Pauline Harmange hat mit ihrem ersten Buch «Ich hasse Männer» im Sommer 2020 weltweit für Aufsehen gesorgt. Seither hat sie mit «Bis zum Frühling» ihren ersten Roman geschrieben. «Ich muss darüber sprechen» ist ihr zweites Sachbuch. Harmange lebt in Lille.

Pauline Harmange

Ich muss darüber sprechen

Die Geschichte meines
Schwangerschaftsabbruchs

Aus dem Französischen
von Nicola Denis

Rowohlt Taschenbuch Verlag

Die französische Originalausgabe erschien 2022
unter dem Titel «Avortée. Une histoire intime de l'IVG»
bei Éditions Daronnes, Villejuif.

Deutsche Erstausgabe
Veröffentlicht im Rowohlt Taschenbuch Verlag, Hamburg, April 2023
Copyright © 2023 by Rowohlt Verlag GmbH, Hamburg
«Avortée. Une histoire intime de l'IVG» Copyright © 2022
by Éditions Daronnes
Covergestaltung zero-media.net, München
Satz aus der Minion Pro
bei Pinkuin Satz und Datentechnik, Berlin
Druck und Bindung CPI books GmbH, Leck
ISBN 978-3-499-01156-6

Die Rowohlt Verlage haben sich zu einer nachhaltigen
Buchproduktion verpflichtet. Gemeinsam mit unseren
Partnern und Lieferanten setzen wir uns für eine klimaneutrale
Buchproduktion ein, die den Erwerb von Klimazertifikaten
zur Kompensation des CO_2-Ausstoßes einschließt.
www.klimaneutralerverlag.de

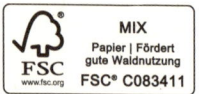

*Für Soriya,
mit der ich ein erstes,
heilsames Flüstern
tauschen durfte.*

*Und für meine Schwester,
die mir im Dunkeln,
Hand in Hand,
immer wieder sagte:
«Du und ich, in zwei Jahren lachen wir
beide darüber.»*
(Palladium – Brigitte)

Inhaltsverzeichnis

Vorwort 9
Einleitung 15
Schmerz und Neid 20
Wo sind die, die abgetrieben haben? 33
Das Undenkbare 48
Bruchstückhafter, subjektiver Blick auf das Abtreibungsrecht 55
Zu spät 64
Egoismen 77
Die Scham 93
Trauerarbeit 103
Heilen 110
Dank 121
Ausgewählte Literatur 123
Quellen 125

VORWORT

Vielleicht ist es eine Art Berufskrankheit: Als ich abgetrieben habe, wusste ich schnell, dass ich den Wunsch und das Bedürfnis haben würde, über alles, was passiert war, zu schreiben. Und über alles, was noch immer passierte. Ich brauchte ein wenig Zeit, um zu verstehen, was ich tun konnte – einen persönlichen, reflektierten Erlebnisbericht schreiben – und was ich nicht tun durfte – ein Buch mit einem Tagebuch verwechseln. Das war keine leichte Aufgabe, denn die Abtreibung bewegte sich für mich auf ebenjenem schmalen Grat. Sie war ungeheuer intim und emotional besetzt und zugleich hochpolitisch.

Eine weitere Berufskrankheit meinerseits: Ich frage mich häufig, *was* man erzählt, und vor allem, *warum*.

Als ich, nur wenige Monate nach meinem Schwangerschaftsabbruch, mit der Arbeit an diesem Text begann, war ich wütend. Wütend, so unglücklich und einsam zu sein. Ich dachte, dass meine Einsamkeit das Ergebnis meiner spezifischen Situation sei. Dass niemand außer mir erlebt hatte, was ich erlebte – und dass es keinen Platz für mein Erleben gab. Der Diskurs über die Abtreibung erschien mir viel zu undifferenziert. Mein Magen revoltierte, wenn ich die Anti-Choice-Kampagnen sah, mein Herz krampfte sich zusammen, wenn ich an die Erfahrungsberichte dachte, die von den Feministinnen als Gegenargumente aufgeboten wurden. Nichts von alldem stimmte, sagte ich mir, eingehüllt in meinen Schmerz.

Ich wollte, dass ehrlicher über Abtreibungen gesprochen wird, aber eine lähmende Einsamkeit, die von mir Besitz ergriffen hatte, brachte mich von meinem Weg ab. Ein paar Monate später begriff ich, dass man, um offener sprechen zu können, zuerst wieder lauter sprechen muss.

Noch immer will niemand von Frauen hören, die abgetrieben haben. Was in unseren Bäuchen und Köpfen vorgeht, wenn wir uns entscheiden, nicht mehr schwanger zu sein, ist immer noch zu schmutzig, düster und beschämend. Am besten sollten wir bis in alle Ewigkeit schweigen. Es ist allerdings nicht mehr in Mode, Frauen den Mund zu verbieten, wenn wir ihn also schon aufmachen, dann bitte schön unter Einhaltung folgender Auflagen: leise sprechen, den Blick zu Boden gesenkt, und bloß keine Einzelheiten.

Ich war Feministin, bevor ich abgetrieben habe. Ich habe lange gebraucht, um mir darüber klar zu werden, was passierte, als ich mich von dem Schmerz meiner Abtreibung nicht erholte und das Gefühl hatte, sagen zu müssen: «Danke, es geht mir gut.» Es ging mir nicht gut, aber, um Himmels willen, das sagt man doch nicht. In einer Welt, in der so viele Frauen immer noch nicht frei abtreiben können, in der uns dieses Recht in jedem Augenblick wieder entzogen werden kann, sagt man nicht, dass man selbst abgetrieben hat und dass diese Erfahrung – nun ja – eine ist, die man freiwillig nie wieder machen würde.

Ich verwechselte meine Loyalität mit dem Feminismus, der mir so viel gegeben hatte und mich plötzlich einengte, mit dem eigentlichen Problem: dem Schweigen, das Frauen auferlegt wird, die tun, was sie tun wollen. Wenn ich sagte «Danke, es geht mir gut», obwohl ich innerlich hätte weinen wollen, wurde ich nicht von meinem Feminismus in Stich gelassen: eher vom Gesetz des Schweigens mit seinem alles beherrschenden Tabu. Ich wollte den Böswilligen kein gefundenes Fressen bieten, wollte mich dieses hart erkämpften, immer wieder gefährdeten Rechts als würdig erweisen. Ich brauchte eine Weile, um zu verstehen, dass mich nicht der Feminismus zu diesem Verhalten trieb. Das Gebot lautete nicht, dass es uns gut zu gehen hatte, sondern – nach guter alter patriarchalischer Manier –, dass wir nur ja nicht aus dem Rahmen fallen durften. Für Abtreibung gilt wie für so viele andere Themen, die unterdrückte Minderheiten betreffen: Es gibt keinen Platz für unsere Vielheit.

Wie könnte man den Frauen, die für das Recht auf Abtreibung gekämpft haben und anderswo auf der Welt noch immer dafür kämpfen, den Frauen, die unter ihrer Illegalität gelitten haben, und denen, die nach wie vor unter ihrer Beschränkung leiden, besser helfen, als indem man darüber spricht? Ich bin Feministin, musste aber selbst nie für das Recht auf Abtreibung kämpfen.

Dementsprechend bin ich mit der naiven Vorstellung aufgewachsen, dass die Abtreibung zumindest hierzulande praktisch kein Thema mehr ist. Ein Recht wie ein anderes, ein banaler Eingriff. Tatsächlich ist genau das Gegenteil der Fall. Es ist immer noch ein Thema, das Unverständnis, Hass und Einsamkeit heraufbeschwört.

Ich schreibe meine Geschichte auf, um diese Einsamkeit zu bekämpfen, um mich in den Chor der verschiedenen Stimmen zum Thema Abtreibung einzureihen. Ich schreibe für die junge Frau, die ich selbst war, als ich «Erfahrungsbericht Schwangerschaftsabbruch» in eine Suchmaschine eingab, und für eine Unbekannte, die heute das Gleiche macht. Für alle, die auch zuerst auf eine gefakte Anti-Choice-Propagandaseite stoßen, bevor sie objektive, medizinisch korrekte und authentische Informationen finden.

Ich habe lange gebraucht, um erhobenen Hauptes und mit anderen Frauen über meine Abtreibung zu sprechen und mich denen verbunden zu fühlen, die diese Lebenserfahrung mit mir teilen. Ich schreibe, um loszuwerden, was ich aufgrund des erdrückenden Tabus lange nicht verstanden habe und was meinen Heilungsprozess herausgezögert hat. Für ein bisschen mehr Licht.

EINLEITUNG

Es ist ein schöner Dezembertag, wir kommen nach einem Wochenende bei Freund:innen nach Hause zurück. In der Post erwartet uns eine Schwangerschaftsankündigung. Die Absender:innen dieser großen Neuigkeit sind Menschen, die ich sehr mag, obwohl ich sie nicht oft sehe. Wir teilen Gemeinsamkeiten, die mir das Herz aufgehen lassen: Auch sie haben geheiratet, ohne sich weiter um die Traditionen zu scheren, auch sie mögen Stephen King, Lego und die Arctic Monkeys – wir sind eine Familie. Es ist das erste Mal, dass ich eine solche Ankündigung bekomme, jetzt ist es so weit, allmählich beschäftigen sich meine Altersgenoss:innen mit dem Kinderkriegen. Wir wissen also Bescheid: In sieben Monaten wird es ein neues Baby auf dem Planeten geben.

Mein Bauch rechnet noch vor meinem Kopf. Mir bleibt die Luft weg, ich habe das Gefühl, den Boden unter den Füßen zu verlieren. Das hätte genauso gut auch ich sein können, mein Bauch und mein Baby. Aber ich bin es nicht, weil ich vor über einem Monat abgetrieben habe*.

In einem unbeobachteten Moment werfe ich die Schwangerschaftsankündigung wütend und neiderfüllt in den Müll. Ein paar Monate später fragt mein Mann mich, wo eigentlich diese Karte mit der frohen Botschaft abgeblieben sei. Ich schaue ihm fest in die Augen und erwidere mit Unschuldsmiene: «Ich weiß nicht, vielleicht haben wir sie verlegt oder aus Versehen weggeschmissen, das passiert ja schon mal.» Lieber lüge ich ihn an, als zu meiner grausamen und kindischen Geste zu stehen, ein Stückchen Glück, wie peinlich, in den Müll geschmissen zu haben.

Die Zeit vergeht, und ich weiche aus, werde zu einer Meisterin der Vermeidungsstrategien. Ich umgehe Treffen mit schwangeren Frauen aus meinem Umfeld und stelle dabei fest, dass es nur so von ihnen wimmelt. Ich hatte schon einmal ein Treffen mit einer Freundin von der Uni

---

* Zwei Jahre später rechne ich noch einmal nach, diesmal mit dem Kopf. Ich hatte mich um über sechs Wochen vertan: Diese Schwangerschaft ist nie ein Spiegel meiner eigenen gewesen.

abgesagt, die ein Kind erwartete, aber das war damals nur verständlich, weil ich nach meinem Schwangerschaftsabbruch noch unter Blutungen litt. Monate später, als die glücklichen zukünftigen Eltern (die von der heimlich entsorgten Schwangerschaftsankündigung) in unsere Gegend kommen, weiche ich noch immer aus. Wie hätte ich mein Zuhause, wo ich, von einer noch namenlosen Erschöpfung niedergestreckt, auf dem Sofa geschlafen, während meiner Abtreibung vor Schmerzen gestöhnt und mich von dem Blut dieser Abtreibung reingewaschen hatte, mit einer Schwangeren teilen können? Mit ihrem runden Bauch, ihrem glänzenden Haar, ja, natürlich auch mit ihrer Müdigkeit. Mit ihrem vollen und meinem leeren Körper. Mit zugeschnürter Kehle stahl ich mich davon.

Ich suche nach Worten für diese hässliche Gefühlsgemengelage. Warum diese erdrückende Traurigkeit? Hatte ich mich nicht nach bestem Wissen und Gewissen entschieden? Ich forsche in meinem Inneren nach den ersten erschreckenden Anzeichen von Reue. Mein Schmerz scheint mir zwingend zu beweisen, dass ich es, und sei es unbewusst, bitter bereue, abgetrieben zu haben. Dass ich eine andere Wahl treffen würde, wenn ich mich noch einmal entscheiden müsste. Heute weiß ich, dass es wichtig war, es auszuhalten, diese merkwürdige Trauer, gepaart mit der unabänderlichen Gewissheit, die bestmögliche Entscheidung getroffen zu haben.

Ich kann liebevoll auf die verletzte Frau zurückblicken, die ich damals war. Wahrscheinlich war ich ein bisschen brutal und sehr egoistisch außerdem. Ich musste mich schützen. Nicht vor den schwangeren Frauen und den frischgebackenen Müttern, vor ihrem Glück oder ihren Sorgen, sondern vor dieser schmutzigen Wunde, die mich trotz meiner Gewissheit niederstreckte. Tief in meinem Bauch wurzelte ein Neid, der mich hart und missgünstig machte, weil ich alles tat, um ihn zu ignorieren. Ich wollte reinen Tisch machen mit meiner Abtreibung, damit diese Zerrbilder meiner selbst sich nicht in mir einnisten, mich nicht infizieren und verfaulen konnten, während ich an meiner Wiederherstellung arbeitete.

Ich bin noch nicht ganz wieder auf dem Damm, als wir im Juli die zweite Karte erhalten, diesmal ist es die Geburtsanzeige. Dennoch lächele ich. Ich betrachte sie lange, es versetzt mir einen Stich, aber mein Herz krampft sich nicht mehr zusammen. Statt sie wegzuwerfen, verstecke ich sie hinter ein paar anderen Karten. Anderthalb Jahre später weiß ich, dass damit meine Heilung begonnen hat. Verbergen statt wegwerfen, wissen, dass man sich eines Tages freuen wird, jetzt schon wissen, dass es
eines Tages
gut sein würde.

SCHMERZ UND NEID

Die Geschichte beginnt im Oktober. Es ist Herbst geworden und regnet unablässig. Nachdem ich endlich meinen Abschluss gemacht und den Hörsaal hinter mir gelassen habe, suche ich mir einen Job. Zusammen mit meinem Mann, bei dem sich kurze Zeitverträge mit langen Phasen der Arbeitslosigkeit abwechseln, wohne ich in einer kleinen Wohnung mit Charme. Eine magische Floskel der Immobilienbranche, die eine schlecht isolierte, mangelhaft ausgerüstete und vernachlässigte Wohnung beschreibt, zu der allerdings ein hübscher kleiner Garten gehört. Unser Glück lässt sich an einer Hand abzählen: Wir lieben uns innig, wir haben ein Dach über dem Kopf, und wir haben eine Katze. Abgesehen davon sind wir arm und traurig, je nach Jahreszeit in wechselndem Maße: manchmal so arm, dass wir Angst haben, unsere Miete nicht mehr lange zahlen zu können; manchmal so traurig, dass wir Medikamente nehmen müssen. Wir sagen uns oft, dass die schlechten Tage bald ein Ende haben werden.

In diesen paar Worten verbergen sich alle unsere Träume. Echte Erwachsene, sage ich mir oft, haben Projekte und Pläne für die kommenden fünf Jahre. Wir leisten uns nur ungewisse Träume.

Der klägliche Zwischenstand zu diesem Zeitpunkt: Eigentlich hätte ich als Angehörige einer angesehenen sozio-professionellen Kategorie längst weitere Sprossen des gesellschaftlichen Aufstiegs erklimmen müssen und sollte so gut situiert sein, dass sich die Geldfrage gar nicht mehr stellt. Doch die Platte hat seit zwanzig oder dreißig Jahren einen Sprung, und es wird unmöglich, den Lügen der Meritokratie weiterhin treuherzig Glauben zu schenken. Für die jungen Erwachsenen meiner Generation gibt es mittags in der Kantine immer einen Nachschlag Ernüchterung. Es verläuft eine Kluft zwischen denen, die nie ein Recht auf die berühmte «Chancengleichheit» hatten, und den glücklichen anderen, denen zahlreiche Optionen offenstanden, damit sie sich immerhin fortpflanzen oder gesellschaftlich vorankommen konnten. Letztlich wissen viele von uns nicht richtig weiter.

In meinem Alter hatte meine Mutter bereits

eine Festanstellung, ein Auto, einen Kredit, ein Haus und ein Kind im Bauch. Das Gegenteil von meiner derzeitigen Lebenswirklichkeit. Ich sitze in einer Eineinhalbzimmerwohnung fest, aus der ich nicht herauskomme, weil meine Situation sich seit unserem Einzug sogar noch verschlimmert hat.

Ich muss einräumen, dass ich für dieses Scheitern zum Teil selbst verantwortlich bin. Ich habe lange für meinen Hochschulabschluss gebraucht, und als es endlich so weit war, habe ich mir mit der Jobsuche Zeit gelassen. Ich war anspruchsvoll, weil ich weder dem Kapitalismus noch dem Produktivismus noch der Rentabilität noch dem frühen Aufstehen viel abgewinnen kann. Ich schreibe gern, aber zu diesem Zeitpunkt traue ich mich noch nicht, als Lebensentscheidung dazu zu stehen. Also lasse ich die Sache schleifen, was der Armut keine Abhilfe schafft. Obwohl ich mir sage, dass die heutige Arbeitswelt entfremdend und gewaltsam ist, bin ich darum nicht weniger arm oder besorgt. Und auch nicht souveräner.

Gerade geht der dritte Monat ins Land, in dem ich erfolglos nach einem Job suche und meinen Anteil am Einkauf nicht bestreiten kann. Ich verspüre eine bleierne Müdigkeit, meine Brüste schmerzen, und meine Stimmung ist auf dem Tiefpunkt, als mein Telefon vibriert. Meine Menstruations-App zeigt an: «Ihre Periode ist verspätet.» Das weiß ich allerdings schon, denn ich ticke so regelmäßig wie ein Uhrwerk. Einunddreißig Tage, höchstens zweiunddreißig. Ich würde gerne sagen, dass ein Teil von mir schon Bescheid wusste, weil das ein bisschen mystisch klingt, nach neuzeitlicher Hexe. In Wirklichkeit aber können sich alle frühen Schwangerschaftssymptome mit dem prämenstruellen Syndrom überschneiden. An Tag drei und vier der Überfälligkeit rationalisiere ich das Ganze. Müde und deprimiert, na klar, kein Wunder zwischen Arbeitslosigkeit und bevorstehender Periode, und da ich nichts Besonderes zu tun habe, koste ich erst einmal meinen Mittagsschlaf genüsslich aus. Ich bin es gewohnt, dass meine Brüste anschwellen und so hart werden, dass es wehtut, auch daran, sie mit einer entzündungshemmenden Creme zu bestreichen, damit ich schlafen kann. Ich habe ein bisschen Bauchweh und sage mir wie alle, denen ich davon erzähle, dass sie sicher bald einsetzt. Verdammt, immerhin habe ich eine Spirale. Tag fünf, der Zweifel nistet sich ein. Und wenn ich schwanger wäre?

Nein, ich doch nicht.

Ich habe alles getan, damit es nicht dazu kommt. Oder vielmehr habe ich mir gerne gesagt: «Ich habe alles getan, damit es nicht dazu kommt», während ich mir in Wirklichkeit doch nur ein T aus Plastik und Kupfer in den Bauch habe einsetzen lassen, um Sex haben zu können, ohne darüber nachdenken zu müssen. Hätte ich wirklich *alles tun* wollen, um es zu vermeiden, hätte ich den betreffenden Penis von meiner Vagina fernhalten müssen. Eine kleine innere Stimme lacht sich ins Fäustchen: Das wäre aber wirklich Pech. In diesem Moment weiß ich noch nicht, dass zweiundsiebzig Prozent aller Abtreibungen in Frankreich an Frauen vorgenommen werden, die ein Kontrazeptivum benutzen, während sie schwanger werden[1], [*]. Dass ich nicht die

---

[*] Anm. d. Red. zur Situation in Deutschland: In der Studie «frauen leben 3. Familienplanung im Lebenslauf von Frauen. Schwerpunkt: Ungewollte Schwangerschaften» waren 36 Prozent aller unbeabsichtigten Schwangerschaften unter

Einzige bin, die Pech hat. In Wirklichkeit sind wir Tausende, ja Millionen.

Zwei Tage verstreichen, meine Periode bleibt weiterhin aus. Am Montagmorgen, nach einer Woche des fieberhaften Wartens, beschließe ich, den Test zu machen. Schon am Vorabend habe ich die kleine Schachtel neben die Toilette gelegt. Erschöpft gehe ich zum tausendsten Mal alle Symptome durch. Schmerzende Brüste, Müdigkeit … und dieses Blut, das einfach nicht fließen will. Am liebsten würde ich noch weiterschlafen, aber es kommt gar nicht infrage, dass ich den Test alleine mache, wenn mein Mann zur Arbeit gegangen ist. Also stehe ich auf, als der Wecker klingelt, halte das Stäbchen unter den ersten Morgenurin, lege es mit der Vorderseite nach unten ab und stelle mir einen Wecker. Jeder einzelne Herzschlag hallt in meinem Brustkorb wieder. Unausweichlich und endlos. Drei Minuten später halte ich den umgedrehten Test

Verhütung eingetreten. Ob auf diese nicht beabsichtigten Schwangerschaften ein Abbruch erfolgte, geht aus den Zahlen nicht hervor.

in meiner zitternden Hand und lache ein freudloses Lachen.

Ich bin schwanger. Ahahaha.

Zuerst schwappt eine Welle der Erleichterung über mich hinweg. Ich kann schwanger werden. Meine Eierstöcke funktionieren, meine Gebärmutter kann gastlich sein, mein Körper verfügt über diese Möglichkeit. Eine Gewissheit, die ich sicher irgendwo in der Nähe des Abgrunds verwahre, der sich schon bald in mir auftut. Ich spüre vage, dass mir das in Zukunft einmal nützen wird – und tatsächlich werde ich mir ein paar Jahre später sagen, dass es vielleicht eine Weile dauern mag, ich aber, wenn es mit diesem Mann schon einmal geklappt hat, auch ein zweites Mal schwanger werden kann. Damals allerdings kann ich mir nichts davon kaufen. Ich lege die Information beiseite und breche in den Armen meines Lebensgefährten in Tränen aus.

Es wird weder gezaudert noch diskutiert. Ich weiß, er weiß, wir wissen. Die Diskussion, die nicht stattfindet, wenn man zwei Streifen auf einem blau-weißen Test betrachtet, haben wir in Wirklichkeit längst geführt. Wir sind bereits traurig gewesen, haben in unseren Köpfen schon das Unmögliche formuliert, das Unvernünftige, nicht Wünschenswerte, wir haben schon um dieses Verlangen getrauert, das sich vorerst nicht konkretisieren lassen würde. Wenn ich jetzt weine, dann, weil ich weiß, was ich bald durchmachen werde. Was mein Körper aushalten muss. Ich weine um meine verlorene Seelenruhe, auch um den «Verrat». Ich zögere keine Sekunde lang, denn trotz dieses Kinderwunschs, den es in mir gibt, wollte ich nicht, dass es auf diese Weise und in diesem Moment passiert. Meine persönliche Bilderbuchvorstellung über den richtigen Augenblick ist wichtiger als alles andere.

Die anstehende Entscheidung wird nicht von einer unabhängigen Frau getroffen, die über ihr Leben bestimmt, sondern von einer werdenden Mutter, die nicht will, dass ihr erstes Kind in einem ungünstigen Umfeld zur Welt kommt. Wieder denke ich nicht an mich, sondern an das Kind, das ich eines Tages möchte und für das ich mich schon jetzt aufopfern will. Von Ratgebern über den Entwicklungsverlauf bei Säuglingen übersättigt, gerade der Phase entronnen, in der ich selbstgerecht meinte, Frauen, die nicht einmal zu stillen versuchten, wollten offenbar nicht das Beste für ihr Kind, denke ich: Unmöglich, ein Kind in einer winzigen, schlecht beheizten Wohnung zu gebären ohne finanzielle Sicherheit und ohne Zukunftsperspektive. Ich sehe mich achtzehn Jahre später, ohne diesem Etwas, das es noch gar nicht gibt, das Studium finanzieren zu können, und verziehe das Gesicht. Ich frage mich, welche Auswirkung der Stress einer Schwangerschaft in prekären Verhältnissen auf einen unschuldigen Fötus haben mag – ich denke an den Cortisolspiegel, an die Plazenta und an den Tabak, den ich rauche, wenn ich mich nicht gut fühle. Das geht doch alles nicht. Das habe ich mir anders vorgestellt, so will ich das nicht, mein Traum als zukünftige Mutter sieht anders aus.

An meinen Traum als Individuum und Frau, an das Leben, das ich nur mir alleine wünsche, denke ich erst viel später.

Wie komme ich auf diese merkwürdige Vorstellung, dass die Zukunft eines hypothetischen Kindes wichtiger ist als mein eigenes Wohlergehen?

Ich muss die Spur dieses scheinbar abwegigen mütterlichen Instinkts zurückverfolgen. Ich war ein ausgesprochen liebes Kind. Ich habe gut auf meine Stofftiere und Bücher achtgegeben. Offenbar habe ich Babys gewiegt und in einem Puppenwagen durch die Gegend geschoben, habe mit Leidenschaft Schule und Kaufmannsladen gespielt. Ich war eine begeisterte *Kümmerin*. Diesbezüglich habe ich sämtliche weiblichen Attribute geerbt und stolz ausgelebt. Als meine Cousine geboren wurde, ich war damals fast zehn, wäre ich zu gern ihre Patentante geworden. Ich hätte diesen Titel als Belohnung empfunden: Ja, wir haben gesehen, dass du reifer bist als andere Gleichaltrige und eine perfekte kleine Mutter abgeben würdest. Ein Jahr später kamen meine Brüder zur Welt. Es waren – was für eine Überraschung – Zwillinge, und ich durfte endlich Mutter spielen. In einem Wirrwarr aus familiären Umbrüchen, postnataler Depression und jener genderspezifischen Sozialisierung, die ich mir so perfekt angeeignet hatte, kümmerte ich mich um diese Babys auf eine für eine große Schwester, die selbst noch ein Kind war, nicht unbedingt angemessene Art. Schon früh verdiente ich mir meine Sporen in puncto Kinderbetreuung. Und ich hatte eine Begabung dafür. Windeln wechseln, baden, nächtliches Trösten, füttern, das Aufheben des Schnullers, das Entwöhnen vom Schnuller, vor Liebe überborden – das alles kann ich, schon lange.

An der Schwelle zum Frausein stellte ich mir keine weiteren Fragen: Natürlich wollte ich Mutter sein, was sonst? Ich hatte ohnehin nicht viele Gewissheiten, wenn man mir jetzt auch noch diese nahm ... Mit sechzehn lernte ich den Mann kennen, der später meine Hand halten sollte, als sich meine Gebärmutter entleerte. Bald schon wollte ich mein Leben mit ihm verbringen, was sich in der Sprache des Patriarchats folgendermaßen anhört: «Ich wusste sofort, dass er der Vater meiner Kinder sein würde.» Es war nur eine Frage der Zeit. Nein, bevor ich tatsächlich schwanger wurde, hatte ich nie daran gezweifelt, dass ich Kinder haben wollte. Ist das nicht unglaublich weiblich? Sollte uns das nicht hellhörig machen? Ich fragte meinen Liebsten, wann er gewusst hatte, dass auch er Kinder wollte: Wir sprachen relativ bald darüber, als unsere Beziehung ernster wurde, aber hatte diese Idee auch schon in ihm gekeimt, als er noch nichts von meiner Existenz wusste?

Die Sehnsucht nach einem Kind, an das ich bei meiner Entscheidung zur Abtreibung dachte, noch bevor ich an mich selbst dachte, war nicht meine. Sie war das Ergebnis einer komplizierten Gleichung: eine Frau zu sein, als Frau erzogen worden zu sein und sich brav diesen Vorgaben gefügt zu haben. Ich musste erst abtreiben, um einen Kinderwunsch zu entwickeln, der wirklich meiner war und mich nicht zu einer bloßen Beifahrerin meiner eigentlichen Lebensziele machte.

Als wollte ich meine Entscheidung besiegeln und mich vergewissern, dass es kein Zurück mehr gäbe, gehe ich erst einmal Zigaretten kaufen. Dabei rauche ich kaum noch. Es ist ein kalter, grauer und windiger Oktobermorgen, meine leicht bläulich angelaufenen Finger krampfen sich um die winzige Kaffeetasse, die in dem Café vor mir steht, wo ich anschließend die erste einer langen Reihe Zigarettenpackungen kaufe. Irgendwie muss ich ja durchhalten. In meinen Schlabberpulli gehüllt, die Haare vor den Augen, höre ich gar nicht mehr auf zu zittern. Ich brauche erst tausend Textnachrichten an meine Schwester, an meine engsten Freundinnen, diverse Notizen in meinem Telefon und zwei nachlässig geraucht Zigaretten auf dem Gehweg, um mit verschwommenem Blick zu begreifen, dass tatsächlich mir das gerade passiert.

Als ich meinen Arzt anrufe, sage ich: Es ist ziemlich dringend, ich bin schwanger, und ich will abtreiben.

Nun setzt sich eine Maschinerie in Bewegung. Bedauert habe ich es nie. Doch während der Prozess ins Rollen kommt, wird auch der Spalt in mir unmerklich immer tiefer. Ich wusste nicht, dass es für mich so schwer sein würde, abzutreiben. Ich wusste nicht, was es bedeuten konnte, abzutreiben.

WO SIND DIE, DIE ABGETRIEBEN HABEN?

Die Abtreibung gibt es nicht. Sie hat keinen Platz im öffentlichen Raum. Von Zeit zu Zeit erscheint sie in den Medien. Polnische Frauen haben kein Anrecht mehr darauf, argentinische jetzt endlich schon: In der Öffentlichkeit tritt sie nur in Erscheinung, wenn es um Verbot oder Erlaubnis geht. Dann werden Zahlen genannt, kommen Expert:innen zu Wort, berichten Frauen von ihrer Erfahrung. Während dieses medialen Zwischenspiels wird viel Wind gemacht, und man hört neben denen, die für eine freie und schamfreie Abtreibung eintreten, auch solche, die abtreibende Frauen an den Pranger stellen. Ich glaube, man kann den Feministinnen nicht vorwerfen, das Thema nicht auf den Tisch zu bringen, aber es bleibt nicht dort. Natürlich gibt es Ausnahmen, die die Regel bestätigen, oder Kulturgüter, die sich mit dem Thema befassen, aber um es auf den Punkt zu bringen, kann man sagen: Die Abtreibung gibt es nicht.

Ich bin Feministin und habe mich, schon bevor ich schwanger wurde, für Fragen der sexuellen und reproduktiven Gesundheit interessiert. Ich saß praktisch an der Quelle und hatte trotzdem keine Ahnung, was man bei einer Abtreibung durchmachen kann. Ich hatte Zugang zu den Informationen und eine politische Agenda, aber keine Geschichte und keine Identifikationsmöglichkeit. Vielleicht, weil ich selbst Geschichten schreibe, um meinen Lebensunterhalt zu verdienen, doch ich glaube, dass alle Geschichten inhaltlich wie formal politisch sind.

Im Januar 2019 erschien auf Netflix die erste Staffel der (von Laurie Nunn geschriebenen) Serie *Sex Education*, die rasch die Herzen von Publikum und Kritik erobern sollte. Die zeitlosen Jugendlichen mit dem charmanten britischen Akzent sind ebenso mitreißend wie rührend, die angesprochenen Themen werden mit großem Wohlwollen behandelt. In dieser Serie wird vieles normalisiert. Und das ist wichtig. In Folge 3 (*Liftoff*) treibt die junge Maeve ab. Das hatte ich noch nie und schon gar nicht auf diese Weise gesehen. Bei dieser Folge, in der eine Jugendliche schwanger wird, die sich nicht verpflichtet fühlt, die Existenz des «Vaters» preiszugeben (denn es gibt keinen Vater, weil es kein Kind gibt), und von einem Freund zu ihrer Abtreibung begleitet wird, habe ich geweint. Ich dachte an alles, was sich in mir hätte verändern können, wenn ich *Sex Education* schon vor ein paar Jahren gesehen hätte, als ich selbst sexuell aktiv zu werden begann.

Ich dachte auch an die Serien und Filme, die davor meine Vorstellungen zum Thema Abtreibung beeinflusst hatten. In *Juno* (Jason Reitman, 2007) ist der Diskurs sehr beschränkt geführt: Würde die mit sechzehn Jahren schwanger gewordene Juno beschließen abzutreiben, gäbe es keinen Film – es würde eine völlig andere Geschichte erzählt. In der Szene über den möglichen Schwangerschaftsabbruch sucht Juno eine Abtreibungsklinik auf und trifft auf dem Vorplatz eine Klassenkameradin und Abtreibungsgegnerin, die ihr sagt: «Es hat doch schon Fingernägel!» Ein paar Minuten später betritt Juno die deprimierende Klinik und macht kehrt – der Film kann beginnen.

Als 2019 in Alabama gerade ein Gesetz zum

Verbot von Abtreibungen verabschiedet wurde, sobald die Ärzte den «Herzschlag des Fötus» vernahmen (also nach circa sechs Schwangerschaftswochen – die meisten Frauen wissen zu diesem Zeitpunkt noch gar nicht, dass sie schwanger sind), erklärte Diablo Cody, die Drehbuchautorin von *Juno,* in einem Podcast-Interview[2]: «Ich dachte nicht als Aktivistin. Ich dachte überhaupt nicht politisch.» Und sie ergänzte: «Ich glaube, damals hielt ich das Recht auf Entscheidungsfreiheit für gesichert.»

Interessanterweise haben viele sogenannte Lebensrechtsvereine den Film *Juno* für seinen «Pro-Life-Diskurs»* gelobt, und der Drehbuchautorin wurde mehrfach von den Instanzen der katholischen amerikanischen Rechten für ihre Parteinahme gedankt. Der Film soll sogar einen

---

* Die katholische amerikanische Rechte, die gegen das Recht auf Abtreibung kämpft, hat das Wort «Leben» instrumentalisiert, indem sie sich selbst als «Pro-Life-Bewegung» bezeichnet. Eine gefährliche semantische Umkehrung, die voraussetzt, dass das Recht auf freie und kostenlose Abtreibung ein Kampf «gegen das Leben», also praktisch «Pro-Death» ist. Angesichts all der Frauen, die pro Jahr an den Folgen einer illegalen Abtreibung sterben und die diesen Aktivisten herzlich egal sind, verzerrt diese Selbstbezeichnung die Debatte ganz offensichtlich. Aus ihr spricht eine grausame Ironie.

konservativen Gesetzesvorschlag in Ohio inspiriert haben, der angeblich als «Juno-Gesetz» bezeichnet wurde. Das ist nicht nur für die Autorin dieser Geschichte, die zutiefst Pro-Choice ist, eine Katastrophe. Es ist auch in einem politischen Kontext, in dem die Abtreibung immer noch nicht als gesichertes Recht gelten kann, überaus aufschlussreich für die gelinde gesagt zweideutige Botschaft, die der Film transportiert. Und während Diablo Cody die politische Reichweite ihres Werks womöglich unterschätzt hat, diskutiere ich mit meinen Lektorinnen stundenlang über ein Wort oder eine Formulierung, um unter allen Umständen zu vermeiden, dass diesem Bericht das gleiche Schicksal widerfährt wie *Juno*.

Für die Kunst und die Kreativität mag es furchtbar sein, aber die Abtreibung ist noch immer kein beliebiges narratives Prinzip, um eine Handlung voranzutreiben. Genauso wenig wie sexuelle Gewalt oder Rassismus schlichte Rädchen im Storytelling-Getriebe sein können: Es handelt sich um hochgradig belastete, sensible Themen, die stets mit Vorsicht und Respekt behandelt werden wollen.

Juno ist 2007 in die Kinos gekommen und bemüht sich immerhin, die Abtreibung als Wahlmöglichkeit darzustellen. Die letzten Folgen von *Gilmore Girls* (eine im Jahr 2000 von Amy Sherman-Palladino konzipierte Serie) sind 2016 herausgekommen. In all den Jahren ihrer Existenz ist es dieser Serie, die zahlreichen Frauen so viel bedeutet hat, nie gelungen, Abtreibung zu thematisieren. Schlimmer noch, in ihr fällt nicht einmal das Wort. Dabei gibt es in den insgesamt 153 Folgen eine ganze Reihe ungeplanter Schwangerschaften. Loreleis Schwangerschaft wird von ihrer zugeknöpften Mutter Emily um jeden Preis verteidigt, und der einzige Mensch, der daran denkt, «es loszuwerden», ist Christophers Vater, der durchweg negativ dargestellt wird. Als Suki erneut schwanger wird, nachdem sie gerade zwei Jahre mit Windelnwechseln und Erbrochenem hinter sich hat, ist sie am Boden zerstört. Sogar ihre beste Freundin mahnt Lorelei: «Du weißt ja, dass du vor einer Schwangerschaft nicht wegrennen kannst, oder?» Lane, Rorys beste Freundin, wird nach ihrem ersten Geschlechtsverkehr schwanger. Auch für sie, die von einem wilden

Leben träumt, ist das keine gute Nachricht. Rorys erste Reaktion lautet allerdings: «Du wirst eine fantastische Mutter sein!» In der letzten Folge schließlich, die zehn Jahre nach dem Start der Serie gedreht wurde, erfährt man, dass Rory, inzwischen dreißig, selbst schwanger ist. Sie weiß nicht, wer der Vater ist, aber das tut wenig zur Sache: Die drei vorangegangenen Folgen haben den Zuschauer:innen nicht vermittelt, dass sie sich eine Schwangerschaft gewünscht hätte. Das A-Wort fällt jedoch auch hier nicht.

Es ist nur verständlich, dass Abtreibungen während der ersten sieben Staffeln kein einfaches Thema waren: In jenen Jahren herrschte im amerikanischen Fernsehen ein klares Abtreibungstabu, *Gilmore Girls* wurde zudem auf dem Sender eines konservativen Networks ausgestrahlt. Es fällt allerdings schwer, in einer völlig anderen Ära der Fernsehserien, den letzten, für Netflix produzierten Folgen gegenüber ebenso nachsichtig zu sein. Es wäre umso wichtiger gewesen, Abtreibung zu thematisieren, als dies endlich ohne aufreibende Kämpfe gegen die Produktionsfirmen möglich gewesen wäre und die Anti-Abtreibungspolitik in den Vereinigten Staaten gerade wieder mit aller Macht aufflammte. Die Produzentin von *Gilmore Girls* benutzte ungeplante Schwangerschaften jedoch immer nur als Drehbuchkniff, ohne sich dabei zu weit aus dem Fenster zu lehnen und das Thema mit der gebührenden Komplexität zu behandeln.[3]

Natürlich – und zum Glück – ändern sich die Dinge. Die Fernsehsender scheuen seltener davor zurück, Abtreibungen zu thematisieren, und man findet zunehmend interessante, ausgewogene und ansprechende Darstellungen dieses Lebensmoments, der alle potenziell Schwangeren betrifft: neben der schon erwähnten Serie *Sex Education* zum Beispiel den Film *Niemals Selten Manchmal Immer* (2020), die Serie *GLOW* (2017) oder den Film *Porträt einer jungen Frau in Flammen* (2019). 2021 kommt der erfolggekrönte Film *Das Ereignis* von Audrey Diwan in die Kinos. Er basiert auf dem gleichnamigen Roman von Annie Ernaux und gewinnt bei den Internationalen Filmfestspielen von Venedig den Goldenen Löwen. In Frankreich erscheint zeitgleich zum Film in der Monatszeitschrift *Causette* das Dossier «Ja, ich habe abgetrieben»[4]. Dort berichten dreizehn Persönlichkeiten von ihren Abtreibungen. In ihrer Einführung betonen die Journalistinnen Aurélia Blanc und Alizée Vincent: «Es war schwer, Frauen zu finden, die den Mut hatten, offen darüber zu sprechen. Ein Beweis dafür, dass dieses Thema noch immer tabu ist.»

Auch die Tatsache, dass *Das Ereignis* erst mehr als zwanzig Jahre nach seiner Veröffentlichung verfilmt wird, sagt etwas über die öffentliche Abtreibungsdebatte aus. Brauchte es all diese Jahre, um endlich eine illegale Abtreibung auf der Leinwand zeigen zu können, mit ihren grauenvollen, bedrückenden Seiten – so wie in den amerikanischen Serien der Nullerjahre keine Schwangerschaftsabbrüche gezeigt werden konnten? Die Daten stimmen überein. Ist es außerdem an der Zeit, das kollektive Gedächtnis des Verbots zu reaktivieren, weil wir fast schon vergessen haben, was es *wirklich* bedeutet, wenn wir nicht mehr legal abtreiben dürfen? Im Jahr 2000 schreibt Annie Ernaux:

Dass die Form, in der ich die Abtreibung erlebt habe – die Illegalität –, der Vergangenheit angehört, ist für mich kein triftiger Grund, diese Erfahrung unter Verschluss zu halten – auch wenn ein gerechtes Gesetz die früheren Opfer paradoxerweise fast immer mundtot macht, im Namen von «es ist alles längst vorbei», sodass das Geschehene weiter totgeschwiegen wird.[5]

Als ich diese Zeilen lese, bin ich in Rouen (wie Annie Ernaux im Jahr 1963) und finde sie einundzwanzig Jahre später noch immer zutreffend. Das gleiche Schweigen wie früher.

Diese neuen Darstellungen machen mir Hoffnung, dass immer mehr Menschen zu anderen Berichten über Schwangerschaftsabbrüche als den in den Medien gezeigten Zugang bekommen, während immer noch für dieses Recht gekämpft werden muss. Ich glaube fest daran, dass wir eine Vielzahl an Geschichten brauchen, um unsere Weltsicht zu erweitern; um auf hilfreiche Bezugspunkte zurückgreifen zu können, wenn wir persönlich mit der Abtreibung konfrontiert werden.

Unsere Vorstellungswelten speisen sich nicht nur aus der Fiktion. Als ich beschloss abzutreiben, stellte ich fest, dass ich in meinem Umfeld niemanden kannte, der diese Erfahrung gemacht hatte. Eigentlich muss dieser Satz natürlich korrigiert werden, denn genauer gesagt kannte ich niemanden, der über seine Abtreibung sprach, was etwas völlig anderes ist. Es liegt mir fern, Frauen einen Vorwurf zu machen, die schmerzliche Schwangerschaftsabbrüche durchgemacht haben oder ihre Erfahrungen für sich behalten möchten. Wie alles, was das Privatleben betrifft, verstehe ich absolut, dass man nicht bei jeder Gelegenheit darüber sprechen möchte.

Ich frage mich allerdings, weshalb man fast gar nicht darüber spricht.

Als ich 2020 mit den Recherchen zu diesem Buch begann, bemerkte ich, dass viele Abtreibungsberichte nur schwer zugänglich waren. Nach dem 2012 beim unabhängigen Verlag La Ville Brûle erschienenen Sammelband *J'ai avor-*

té et je vais bien, merci* entdeckte ich den Comic von Aude Mermilliod *Il fallait que je vous le dise* sowie den Erfahrungsbericht *Interruption* von Sandra Vizzavona**. Diese Texte deckten sich mit meinem eigenen Wunsch, so zum Beispiel der folgende Ausschnitt von Sandra Vizzanova:

> Mir ging es nicht um das Recht auf Abtreibung, sondern um das Recht auf das Sprechen derer, die diese Erfahrung gemacht haben. Das Recht auf Abtreibung ist seit fünfundvierzig Jahren gesetzlich verankert, soll aber immer noch diskret, wenn nicht gar heimlich angewandt werden. Das Gesetz erlaubt uns abzutreiben, die Gesellschaft hindert uns daran, darüber zu sprechen. Viele von uns beugen sich diesem Gesetz des Schweigens,

---

* Dieser Band versammelt Berichte von Frauen, deren Abtreibungen im Zeitraum vor der Legalisierung 1974 bis circa 2012 stattgefunden haben. Leider ist er heute vergriffen.

** Anm. d. Red.: In Deutschland erschien zum Thema 2021 bspw. Jeanne Diesteldorfs «(K)eine Mutter. Abtreibung – Zwölf Frauen erzählen ihre Geschichte. Tabuthema Abtreibung». Im gleichen Jahr erschien Julia Zejns Comic «Andere Umstände», in dem die Zeichnerin in grafischer Form von der Entscheidung für eine Abtreibung erzählt.

weil immer noch ein großes Unbehagen und Schuldgefühle vorherrschen.[6]

Viele von uns scheinen demnach das Bedürfnis nach einem «befreiten Sprechen» zu empfinden, ein Ausdruck, der mir recht zutreffend erscheint für die Bewegung eines Jahrhunderts, das diverse Schranken sprengen will. Die Ähnlichkeit des Ansatzes hat mich eine Zeit lang an der Relevanz meines eigenen Vorhabens zweifeln lassen: Braucht die Welt wirklich einen x-ten Erfahrungsbericht zum Thema Abtreibung?

Ich lese, rede und höre weiter zu – und ich beantworte die Frage mit Ja. Ich beschließe, dass es noch lange nicht genug Geschichten von Frauen gibt, um auf einzelne Berichte verzichten zu können. Wenn weiße Hetero-Cis-Männer hundertmal die gleiche Geschichte von einem in der Midlife-Krise steckenden Antihelden erzählen können, ohne einen Verkaufsstau zu bewirken, können sich auch andere das Recht nehmen, zu wiederholen, zu bekräftigen und einzubläuen.

Ich schlage mich gerade noch mit diesen Zweifeln herum, als ich im Frühjahr 2021 zu Juliette ins Auto steige und wir gemeinsam Claire aufgabeln, um zwanzig andere Leute zum Schreiben und Diskutieren zu treffen. Raum und Zeit – das kleine Auto, die vorbeiziehende Landschaft – dienen unserem Austausch: kein einziger Cis-Mann in Sicht und vier Stunden Asphalt, die von den Gesprächen über unsere Jobs und Pläne verschlungen werden. Wie von selbst komme ich auf das Buch zu sprechen, das in mir keimt, auf die verschiedenen Formen, die es schon angenommen hat, und auf die, die es gerade annimmt – ein schlangenhaftes, chamäleonartiges Buch. Juliette und ich sprechen über unsere Abtreibungen, im Laufe des Wochenendes gesellen sich auch Wendys und Aurélies Stimmen dazu. Vorher habe ich mir die Geschichten von Soriya, Laëtitia und Carole angehört. Keine gleicht der meinen, und doch klingt jede von ihnen in mir nach. Wir haben alle einen Schritt zur Seite gemacht, eine Entscheidung, die eine Zäsur auf unserer Zeitleiste markiert. In dieser Vielheit fühle ich mich aufgehoben. Ich begreife – es mag albern klingen –, dass man bloß die Ohren und sein Herz öffnen muss, damit diese Berichte erzählt werden. Mauern und Schweigen gibt es nur, solange man beides wachsen lässt. Ich glaube, dass ich während meiner Arbeit an diesem Buch die Rolle einer Vermittlerin einnehme. Eine Rolle, die Frauen oft verweigert wird, wenn sie so vieles zu sagen und weiterzugeben haben – eine Rolle, die wir noch immer an uns reißen müssen.

Die Abtreibung verbirgt sich in allem Ungesagten und in jedem Zuviel, wir geben die eigenen Gespenster oder Narben von Generation zu Generation weiter, während wir nachts wachen und sie einander zuflüstern, von Freundin zu Freundin.

DAS UNDENKBARE

Wie die überwiegende Mehrheit aller Frauen, die abtreiben, bin ich schwanger geworden, obwohl ich verhütet habe. Um mich herum gab es eine ganze Reihe von Schwangerschaften trotz Spirale – und alle endeten mit einem Baby, ohne dass ich die Überlegungen, die zu dieser Entscheidung geführt hatten, mitverfolgt hätte. Für viele Frauen ist Verhütung gleichbedeutend mit sexueller Aktivität, und wenn man schon seit einer Weile mit demselben Partner zusammen ist, wird das einzige Verhütungsmittel, das vor Schwangerschaft und sexuell übertragbaren Infektionen schützt – das interne oder externe Kondom –, meist zugunsten einer in der Verantwortung der Frauen liegenden Methode aufgegeben*. Obwohl unge-

---

* Außer der Vasektomie (die nicht immer rückgängig zu machen ist) existieren in Frankreich derzeit zwei Verhütungsmethoden für Männer. Die eine besteht in einer wöchentlichen Testosteron-Injektion, die erst nach drei Monaten wirksam und von der Krankenkasse nicht erstattet wird. Die andere, gemeinhin als Thermo-Slip bezeichnet, wird weder von der WHO noch vom französischen Gesundheitsministerium anerkannt und gilt als wenig zuverlässig. Die Männer haben also nicht gerade die Qual der Wahl. Viele Frauen sind außerdem

plant, werden viele dieser Schwangerschaften trotz Spirale vermutlich deshalb nicht abgebrochen, weil sie mit zwei potenziellen Eltern und im Kontext eines gemeinsamen Lebens beginnen.

Ich persönlich habe mich stark mit den Worten von bell hooks identifiziert, die über das Aufkommen der Antibabypille in den 1970er-Jahren Folgendes schrieb:

> Eine verantwortungsvolle Verhütung befreite viele Frauen wie mich, die für die Entscheidungsfreiheit, aber nicht zwangsläufig für eine Abtreibung im eigenen Fall waren, von der Notwendigkeit, sich mit diesem Problem auseinanderzusetzen.[7][*]

nicht bereit, ihren männlichen Partnern die Verantwortung über die Verhütung zu überlassen. Tatsächlich kann man sich (durchaus wohlwollend) fragen, ob Männer die nötige Disziplin für die Empfängnisverhütung aufzubringen vermögen, obwohl sich deren mögliches Scheitern nicht auf ihren eigenen Körper auswirkt. Eine komplizierte Debatte.

[*] Anm. d. Red.: In Deutschland haben Männer folgende Möglichkeiten: Kondom, Vasektomie und Coitus interruptus, wobei letztere Methode sehr unsicher ist. Außerdem besteht die Möglichkeit einer natürlichen Familienplanung – die gemeinsame natürliche Verhütung von beiden Partnern. Nicht zugänglich oder nicht zugelassen sind in Deutschland: das sogenannte Samenleiterventil, zu dem bisher keine Studien existieren, hormonelle Verhütungsmethoden und Polymer-Gel.

Indem die Verhütung ungeplante Schwangerschaften meistens verhindert, hat sie das Thema Abtreibung, das auch mich nichts mehr anzugehen schien, in den Bereich der Theorie verbannt. Eigentlich hätte ich am liebsten nie darüber nachgedacht, denn unabhängig davon, wo ich in meinen Überlegungen zur Mutterschaft gerade stand, war der Schwangerschaftsabbruch für mich ein sensibles Thema. Obwohl ich von der absoluten Notwendigkeit einer freien Abtreibung für alle überzeugt war, wollte ich persönlich nicht mit dieser Entscheidung konfrontiert werden, von der ich unbewusst spürte, dass sie mir nicht leichtfallen würde.

Eine ungewollte Schwangerschaft trotz Verhütung zwingt uns dazu, das Undenkbare zu denken: Wenn ich verhüte, will ich ja ausdrücklich nicht schwanger werden. Es hätte im Grunde nicht den geringsten Zwiespalt geben dürfen, dachte ich. Ich verspürte weder Zweifel noch Reue, wenigstens diese Rechtfertigung konnte ich vorbringen: «Daran, dass ich zu diesem Zeitpunkt nicht schwanger werden wollte, war nicht zu rütteln.» Und ich dachte, das würde reichen, um meine Abtreibung selbstbestimmt, schmerzfrei und gelassen erleben zu können.

Ich dachte, alles würde reibungslos über die Bühne gehen.

Als ich das den sechs Frauen erzähle, denen ich mein Buchprojekt vorstelle, merke ich, wie absurd eine solche Gewissheit ist. Mit ihrer leicht gebrochenen, heiseren Stimme antwortet Élodie mir: «Es ist doch unglaublich, sich vorzustellen, dass etwas, das den Körper so intensiv betrifft, keine Auswirkungen haben könnte, als hätte es gar nicht stattgefunden.» Das sei praktisch eine Negierung der Verbindung zwischen Körper und Kopf. Das leuchtete mir sofort ein.

Nach der ersten Euphorie über meinen offenbar fortpflanzungsfähigen Körper war ich vor allem grenzenlos wütend auf ihn: als wäre er eine separate Entität oder vielmehr als bewegte ich mich immer in einem gewissen Abstand zu ihm und interessierte mich für meine interne Mechanik nur anlässlich sporadischer Gesundheits-Checks. Als magersüchtige Jugendliche wollte ich diesen Körper verschwinden, ihn immer dünner und irgendwann durchsichtig werden lassen. Damals dachte ich, dass der unbestimmte Wunsch nach einer Trennung von Körper und Geist keinen Einfluss auf mein Gehirn haben würde, auf die Gedanken, die es formte, und die Ideen, die sich dort bildeten. Ich hatte mich also schon einmal getäuscht und saß zehn Jahre später dem gleichen Irrtum auf.

Meine Abtreibung konfrontierte mich mit Fragen, die ich mir lieber nie gestellt hätte, mit meinem in vielerlei Hinsicht unkontrollierbaren, aber immer eng an meinen Geist gekoppelten Körper. Hormon-, Stimmungs- und Gewichtsschwankungen, Blutungen, Vaginismus – alles Äußerungen, die sich in meinem Körper einnisteten und deren Ursprung, der gewollte und dennoch schmerzliche Schwangerschaftsabbruch, in meinem Bauch genauso wurzelte wie zwischen meinen Schläfen.

Als ich meinen ebenfalls verhütenden Freundinnen von meiner Schwangerschaft trotz Spirale erzählte, hatten viele von ihnen Angst vor einem ähnlichen Missgeschick. Das glaubte ich ihnen gerne, denn auch ich hatte keine Lust gehabt, über die Frage nachzudenken: «Und was, wenn ich von den 0,1 bis 0,6 Prozent aller gescheiterten Verhütungen betroffen bin?» Dementsprechend reagierte ich eher gleichmütig als mitfühlend. Tja, was wollt ihr, meine Lieben? Das kommt eben vor, seht mich nur an, wenn ich euch sage, dass das nicht nur anderen passiert. Wenn ich mir selbst die Frage gestellt hätte, wenn ich nachgeforscht und unbedingt hätte *Bescheid wissen wollen*, wäre ich vielleicht etwas besser vorbereitet und weniger entsetzt gewesen – zumindest dachte ich das lange.

Außerdem verübelte ich es mir (und demnach allen anderen Frauen, die wie ich von einer Schwangerschaft betroffen waren), die Last dieser Verantwortung auf mich zu nehmen. Ich hätte mich gerne vor potenziellen Verletzungen geschützt.

Unterdessen profitierten mein Mann und alle möglichen Personen mit fruchtbarem Sperma noch rund um die Uhr und sieben Tage in der Woche von der Annehmlichkeit, die es bedeutet, sich nie für das Scheitern der Verhütung und dessen Konsequenzen verantwortlich fühlen zu müssen, auch wenn es ohne ihr Zutun gar nicht so weit gekommen wäre. Doch wie soll man sich betroffen fühlen, wenn man nie die Folgen dieses Scheiterns im eigenen Leib spüren wird?

BRUCHSTÜCKHAFTER, SUBJEKTIVER BLICK AUF DAS ABTREIBUNGSRECHT

In technischer Hinsicht erlebte ich eine Abtreibung frei von Komplikationen: nach einer früh entdeckten Schwangerschaft in einem Land, in dem die Abtreibung legal ist und von der Krankenkasse übernommen wird. Ich lebe in einer Großstadt, in der Gynäkologiepraxen und Geburtshilfe gut vertreten sind – was durchaus nicht überall in Frankreich, sogar in vielen großen Städten nicht, der Fall ist –, und ich erfuhr von meinem Umfeld die entsprechende Unterstützung. Dennoch habe ich diesen Moment und seine Folgen als überaus schmerzlich erlebt. Wie könnte ich meine Situation also nicht mit der ungleich komplizierteren Lage anderer Frauen vergleichen, die nicht das gleiche Glück – sprich die gleichen Privilegien – hatten wie ich?

Je länger ich recherchiere und mit anderen Personen spreche, die einen Schwangerschaftsabbruch hinter sich haben, desto mehr wird mir bewusst, wie viel Gewalt und Schweigen an die Abtreibung gekoppelt sind. Ich habe nicht den Ehrgeiz, eine theoretische oder kämpferische Abhandlung über die Abtreibung zu verfassen, muss mir im Gegenteil ständig in Erinnerung rufen, dass ich eigentlich nur meine Geschichte erzählen will. Da ich aber ein soziales Tier bin, verbindet sich meine Geschichte mit all den anderen, von denen ich im Laufe meiner Nachforschungen höre.

Bei der Lektüre des Buches *The Turnaway Study* erfahre ich zum Beispiel, dass die Abtreibung in manchen US-Staaten noch bis zur Lebensfähigkeit des Fötus (22 Schwangerschaftswochen) legal ist. Ich bin erstaunt: Das ist ausgesprochen spät für ein Land, in dem 2009 einer der wenigen Ärzte, die in Kansas Abtreibungen praktizierten, von Anti-Abtreibungs-Terroristen umgebracht wurde[8]. Ich denke an Frankreich, wo man nach zwölf Schwangerschaftswochen nicht mehr abtreiben darf***. Was läuft da falsch? Die

---

* Wegen der Corona-Krise verlängerte sich die gesetzliche Frist für einen medikamentösen Abbruch in Frankreich von 7 auf 9 Wochen. Inzwischen wurde die gesetzliche Frist für Schwan-

Wissenschaftlerin Diana Greene Foster berichtet:

> Eines Tages, ich hatte gerade einen Vortrag über *The Turnaway Study* an der University of California in Berkeley gehalten, sprach mich ein dänischer Wissenschaftler an und erläuterte mir, was er in Bezug auf das Abtreibungsrecht in den Vereinigten Staaten für eine einfache Lösung hielt. Die Dänen hätten alles perfekt geregelt, sagte er zunehmend aufgebracht. Warum seien die Amerikaner bloß so rückständig? Wenn die Leute endlich nicht mehr für das Recht auf späte Schwangerschaftsabbrüche kämpfen und sich schlicht auf eine niedrige gesetzliche Grenze einigen würden wie in Dänemark,

gerschaftsabbrüche in Frankreich von 12 auf 14 Schwangerschaftswochen verlängert.

** In Deutschland ist ein Abbruch in der Regel straffrei möglich, solange nicht mehr als 12 Wochen seit der Befruchtung vergangen sind, die verpflichtende Beratung in Anspruch genommen und der Abbruch von Ärzt*innen durchgeführt wird. Liegt eine medizinische Indikation vor, ist für den Abbruch in Bezug auf die Schwangerschaftswoche keine gesetzliche Frist festgelegt. Ein medikamentöser Abbruch ist bis zum 63. Tag nach Beginn der letzten Monatsblutung möglich (9. Woche).

wo die Abtreibung bis zu zwölf Wochen legal ist (eine Grenze, die für die überwiegende Mehrheit der amerikanischen Frauen in Ordnung wäre), wäre die Kontroverse hinfällig.

Etwas später schreibt sie:

Warum aber funktioniert diese Begrenzung im ersten Schwangerschaftstrimester in Dänemark? Weil Dänemark sich in der Nähe von Großbritannien und den Niederlanden befindet, wo die Frauen auch nach den zwölf vorgeschriebenen Wochen einen Abbruch vornehmen lassen können. Dänemark kann sich daher mit ruhigem Gewissen auf dieser bequemen Lösung ausruhen, während das englische und niederländische Gesundheitssystem einen Ausweg für alle Spätabtreibenden bietet, ohne dass der Gesellschaftsvertrag gefährdet würde.[9]

Wenn Frankreich also wie Dänemark große Stücke auf seine befriedete Gesellschaft hält, in der die Abtreibungsfristen deutlich kürzer sind als in den Vereinigten Staaten, vertritt es in Bezug auf den Schwangerschaftsabbruch eine ebenso scheinheilige Position wie bezüglich der medizinisch unterstützten Fortpflanzung für alle. Viele finanzkräftige allein oder in lesbischen Beziehungen lebende Frauen lassen sich ihren Kinderwunsch in Belgien oder Spanien erfüllen – obwohl es sie in jeder Hinsicht viel kostet. Außerdem lassen zahlreiche französische Frauen jenseits der gesetzlichen Frist in England oder den Niederlanden abtreiben[10],[11]*. Diese Lösung ist in Wirklichkeit keine, denn sie schließt Minderjährige, Frauen aus sozial benachteiligten Schichten und ländlichen Regionen oder illegal Eingewanderte aus. In diesen vernachlässigten Bevölkerungsgruppen werden in Frankreich nach wie vor illegale Abtreibungen mit den entsprechenden Risiken durchgeführt.

Es ist wichtig, daran zu erinnern, dass die Abtreibung in Frankreich seit 1975 zwar nicht mehr strafbar, aber auch immer noch kein alltäglicher

---

* Anm. d. Red.: Im Jahr 2021 ließen laut dem Niederländischen Jahresbericht 1011 Frauen mit Wohnsitz in Deutschland und 501 Frauen mit Wohnsitz in Frankreich in den Niederlanden einen Abbruch vornehmen.

Eingriff ist. In den vergangenen fünfzehn Jahren haben einhundertdreißig Zentren für Schwangerschaftsabbruch geschlossen, noch immer stehen Dutzende von ihnen kurz vor dem Aus. Die obligatorische einwöchige Bedenkzeit für Schwangere, die einen Abbruch wünschen, ist 2015 abgeschafft worden, aber die zweifache Gewissensklausel trägt weiterhin zu einer Stigmatisierung des Schwangerschaftsabbruchs bei[12].*

Seit Jahren kämpft die Familienplanung dafür, dass operative Schwangerschaftsabbrüche in Planungszentren und von Hebammen durchgeführt werden dürfen.

2018 unterhalte ich mich für einen Lesezirkel, den ich damals mitgestalte, mit dem Arzt und Schriftsteller Martin Winckler. Wieder bin

---

* Anm. d. Red.: In Deutschland ist die Situation ähnlich prekär: Nach Angaben des Statistischen Bundesamts waren Stand heute vor 20 Jahren noch etwa 2000 OP-Zentren, Arztpraxen und Kliniken gemeldet, in denen Schwangerschaftsabbrüche vorgenommen wurden. Bis zum Jahr 2018 hat sich diese Zahl nahezu halbiert. Mitte 2022 führten nur noch 1089 medizinische Einrichtungen in Deutschland Schwangerschaftsabbrüche durch. Die grundsätzliche Strafbarkeit des Schwangerschaftsabbruchs, seine Verortung im Strafgesetzbuch sowie die verpflichtende Beratung und Wartezeit tragen weiterhin zur rechtlichen und moralischen Stigmatisierung bei.

ich sehr überrascht, als ich erfahre, dass es in Kanada keine gesetzliche Abtreibungsfrist gibt: Theoretisch kann man seine Schwangerschaft bis zum Tag vor der Geburt abbrechen, ohne diese Entscheidung mit dem gesundheitlichen Zustand des Fötus oder der Mutter begründen zu müssen. In der Praxis werden siebenundachtzig Prozent aller Abtreibungen in Kanada vor der zwölften Schwangerschaftswoche durchgeführt, nur 1,1 Prozent in der einundzwanzigsten Woche oder später[13,14].

Seit ein paar Jahren wechseln Siege und Niederlagen im Kampf um eine freie und sichere Abtreibung in einem schwindelerregenden Tempo. Kaum hatten wir einen Zugewinn an Freiheit für argentinische und irische Frauen bejubelt, waren auch schon die verlorenen Rechte der polnischen und texanischen Frauen zu beklagen. Im August 2021 setzte die texanische Regierung ein Gesetz durch, das Bürger:innen ermutigt, gegen eine «Entschädigung» von 10 000 US-Dollar für die Kläger:innen alle Personen anzuzeigen, die eine Frau bei der Abtreibung unterstützen (Ärzt:innen, Pflegefachpersonal, aber auch Taxifahrer:innen, die ihre Kundinnen in ein Zentrum für Schwangerschaftsabbrüche fahren)[15]. Rasch wurde eine Webseite aus dem Boden gestampft, die den Texaner:innen diese ausnehmend lukrative Form der Denunziation ermöglichte. Bekanntlich war dieses Gesetz nicht der erste Angriff auf das Abtreibungsrecht in den Vereinigten Staaten, aber es brachte eine Welle ins Rollen, die die 1973 vom Obersten Gerichtshof der Vereinigten Staaten gefällte Entscheidung in dem Fall «Roe versus Wade» zur Legalisierung der Abtreibung seither ernsthaft untergräbt[16].

Die gezielten Angriffe auf das Abtreibungsrecht überall auf der Welt, selbst in Europa, selbst im vermeintlich sicheren Frankreich, sind haarsträubend. Schon seit Jahren entwickelt die vom Leiter einer Werbeagentur angeführte Bewegung «Survivants» im Internet mögliche Strategien mit dem ausdrücklichen Ziel, junge Menschen im Falle einer ungewollten Schwangerschaft von einer Abtreibung abzuhalten[17].*

---

* Anm. d. Red.: In Deutschland ist als größerer Zusammenschluss von Abtreibungsgegner:innen u. a. der «Bundesverband Lebensrecht» zu nennen.

Je nach Kultur und Umfeld kommen jeweils andere Strategien zum Einsatz und weben ein klebriges Netz aus Verboten und Schande zur Abschreckung der Frauen.

ZU SPÄT

Ich treibe am 19. Oktober 2018 ab. Daten kann ich mir gut merken. Ich erinnere mich an das genaue Datum meines ersten Kusses und meiner ersten sexuellen Erfahrung, wie könnte ich da den Tag meiner Abtreibung vergessen? Zwischen meinem Schwangerschaftstest und dem Embryo in der Toilettenschüssel vergehen exakt zehn Tage. Zwischen dem Zeugungsakt und dem Ende meiner Schwangerschaft ungefähr fünf Wochen. Das ist sehr, sehr wenig.

In der Abteilung für Gynäkologie und Geburtshilfe – dem dezenten Namen, unter dem auch Schwangerschaftsabbrüche laufen – händigt man mir eine Informationsbroschüre aus, aber ich weiß schon, dass ich zu Hause abtreiben will. Wie andere, die sich für eine medikamentöse Abtreibung entscheiden, habe ich das Bedürfnis, diesen Moment zu normalisieren. Es wird sicherlich Spuren hinterlassen, eine Art Schmutzfleck in meinem Kalender, wenn ich den Tag im Krankenhaus verbringe, man mir eine Maschine in den Körper einführt und mich aussaugt. Der erste Termin liegt hinter mir. Ich soll am kommenden Mittwoch wiederkommen, zur Blutabnahme und damit die Krankenschwestern mir die Tabletten mit den dazugehörigen Anweisungen geben können. Wir richten es so ein, dass ich den Embryo an einem Freitag abstoße: Mein Mann nimmt sich einen Tag frei, um bei mir zu sein, am Wochenende wollen wir uns davon erholen. Drei Wochen später soll ich wiederkommen, um überprüfen zu lassen, dass auch wirklich alles abgegangen ist.

Und so treibe ich an jenem Oktobermorgen in trauter Zweisamkeit mit meinem Liebsten ab. Die erste Pille nehme ich schon früh und schlafe noch mal ein, während seine große trockene Hand auf meinem Bauch liegt, der sich bald zusammenkrampfen wird. Ein paar Stunden später nehme ich die zweite Pille. Ich muss nicht lange warten, bis mich ein heftiger Krampf erschüttert, und während ich die Treppe hinuntergehe, spüre ich, wie der blutige Embryo aus meiner Vagina in meinen Periodenslip gleitet. Er hat die Konsistenz eines großen menstruellen Blutklumpens, aber eine unbestimmte gräuliche Farbe, die ich so noch nie gesehen habe. Ich weiß jetzt, dass es vorbei ist, alles ist sehr schnell gegangen, ein bisschen zu schnell vielleicht. Anschließend sollte ich noch drei Wochen lang bluten, was mir umso endloser vorkam, als innerhalb von Sekunden alles vorbei gewesen zu sein schien.

Ich hatte großes Glück: Ich konnte mir aussuchen, wie es enden sollte, und geriet nicht in Bedrängnis, weder durch willkürliche Fristen noch durch äußeren Druck, wie andere Frauen, die ihre Schwangerschaft erst nach den zwölf vorschriftsmäßigen Wochen entdecken und ins Ausland reisen müssen; oder wie jene, die schon früh von ihrer Schwangerschaft wissen, aber erst so spät wieder einbestellt werden, dass sie keine medikamentöse Abtreibung mehr vornehmen können. Ich hatte von Anfang bis Ende die Wahl.

Außerdem hatte ich das Glück, «netten» medizinischen Fachkräften zu begegnen – einem wohlwollenden Hausarzt und mit Abtreibungen vertrauten Krankenschwestern, die keine Vorurteile hatten. Nur eine Laborassistentin sagte mit einem Blick in meine Krankenakte, als ich meine Schwangerschaft per Blutprobe bestätigen lassen sollte, etwas vorwurfsvoll: «Na! Dreiundzwanzig, verheiratet und ein Baby ... Sie lassen nichts anbrennen!» Ich relativierte ihre Aussage und biss gleichzeitig die Zähne zusammen. Und die Ultraschalltechnikerin, die das Nebeneinander einer intrauterinen Vorrichtung und eines Embryos bestätigte, hielt es für angezeigt, mir verächtlich an den Kopf zu werfen: «Man sollte seine Spirale eben einmal im Jahr überprüfen lassen, sonst braucht man sich auch nicht zu wundern, wenn sie verrutscht.» Ich relativiere wieder: Vielleicht hat sie gar nicht so unrecht, vielleicht habe ich nicht richtig aufgepasst. Diese Idee verfolgt mich und reißt mich in einen Strudel düsterer Gedanken.

Fünf Monate zuvor hatte ich einen heftigen Schmerz im Unterleib gespürt und tatsächlich befürchtet, dass meine Spirale verrutscht sein könnte. Ich tat also, wozu in diesem Fall geraten wird: Ich tastete nach den Fäden am Gebärmutterhals, stellte fest, dass sie an Ort und Stelle waren, und fragte außerdem meinen Hausarzt nach seiner Meinung. Er erklärte mir, die Position der Spirale spiele keine Rolle: Solange sie da sei, erfülle sie ihren Zweck. Demnach hielt sich meine Sorge in Grenzen, und ich sagte mir, wie alle Patient:innen, die ihrem Arzt vertrauen, dass er mir eine Kontrolluntersuchung verschrieben hätte, wenn er es für nötig befunden hätte.

Diese Episode war mir entfallen, bis ich, noch mit der Sonde in meiner Vagina, dem finstern Blick der Ultraschalltechnikerin begegnete. Ich hätte vielleicht besser ... Nein. Ich hatte getan, was ich konnte. Und selbst wenn ich meine Spirale einmal im Jahr hätte überprüfen lassen – wozu mir die Ärztin, die sie eingesetzt hatte, im Übrigen nie geraten hatte –, hätte sie ebenfalls verrutschen und nicht mehr wirksam sein können, weil theoretisch dreizehn Zyklen und damit dreizehn Eisprünge zwischen zwei Kontrollterminen liegen. Das hämmerte ich mir selbst immer wieder ein. Ich versuchte, die Schuldgefühle, die mich zu überwältigen drohten, zu ersticken und stattdessen einfach nur wütend zu sein auf die medizinische Fachkraft und ihr verletzendes Urteil.

Erst bei der Nachuntersuchung zu meiner Abtreibung warf die Gynäkologin einen Blick auf das Ultraschallbild (das ich mir selbst nie hatte anschauen wollen) und beruhigte mich: «Ihre Spirale saß richtig. Und selbst wenn sie verrutscht sein sollte, können Sie ja nichts dafür.»

Tatsächlich war sie die Einzige, die während der einzelnen Etappen meines Schwangerschaftsabbruchs mitfühlende Worte für mich übrighatte. Beruhigende Worte. Auch das fehlte mir. Trotz des generellen, vorurteilsfreien Wohlwollens fehlten mir Menschen, die mich im Verlauf des Prozesses gefragt hätten, wie es mir ging, und später, als ich um Hilfe bat, warum es mir nicht gut ging.

Ich schreibe seit fast zwei Jahren an diesem Buch, und ich brauche diese Zeit, um zu begreifen, dass ich nur deshalb meinte, «das Glück» zu haben, «netten» Menschen begegnet zu sein, weil ich auf Schlimmeres gefasst war. Ich wusste, dass mich möglicherweise jemand zwingen würde, die Herzschläge anzuhören oder auf den Bildschirm zu schauen, um mich anzulügen oder von meiner Entscheidung abzubringen. Damit ich mich schlecht fühlte und meine Meinung änderte. Kleine Seitenhiebe und Spitzen nahm ich für das Recht abzutreiben also gerne in Kauf. Ich war sehr gut konditioniert.

In *Ceci est notre post-partum* (Marabout, 2021) erläutert Illana Weizman, wie Gesellschaft, Ärzt:innen und Angehörige schwangere Körper im Stich lassen, sobald sie es nicht mehr sind – genau genommen, wie sie Körper und Psyche im Stich lassen. Bei der Lektüre dieses Textes, der sich vor allem mit Frauen befasst, die ihre Schwangerschaft bis zum Ende austragen, fragte ich mich, welchen Platz man dem Postpartum nach einer Abtreibung zugestand – natürlich ohne diesen Ausdruck zu verwenden, denn «Körper im Zustand der Post-Gestation» haben nichts hervorgebracht, vielmehr aus freien Stücken etwas abgestoßen. Dabei weiß man, dass bei einer medikamentösen Abtreibung eine Fehlgeburt ausgelöst wird. Insofern wäre es, denke ich, nur folgerichtig, diesen Körper als etwas Verwundetes zu behandeln, das Zeit braucht, um sich zu regenerieren.

Nun, auf dem Nachsorgeblatt des Zentrums für Familienplanung stand die Telefonnummer eines am Krankenhaus tätigen Familienberaters, ich hätte also nur zum Telefon greifen müssen, habe mich aber schlichtweg nicht getraut. Man hätte mich fragen, hätte es mir anbieten sollen. Nach dieser Entleerung, nachdem ich den Embryo in der Toilettenschüssel gesehen und all meine Klischeevorstellungen mit ihm hinuntergespült hatte, mit meinen Slipeinlagen, die nach zwei Wochen immer noch ausliefen, und meinem von einem namenlosen Schmerz gebrochenen Herzen hätte man mich doch nur einmal fragen können: *Wie geht es Ihnen?*

Wie fühlen Sie sich?

Brauchen Sie irgendetwas?

Dann hätte ich früher geweint als in Wirklichkeit und sicher zugegeben, dass ich Bauchschmerzen hatte, dass ich bei der Vorstellung, mein Liebster könnte wieder in mich eindringen, in Panik geriet, und dass ich Angst hatte, den Teil meiner selbst, der sorglos vom Muttersein träumte, zerstört zu haben.

Ich hätte verstanden, dass ich mir die nötige Zeit nehmen durfte, damit sich alles wieder einrenkte.

Bei einem Aperitif mit Freunden erzähle ich von der Schwangerschaftsankündigung und der Wirkung, die sie auf mich hatte. Wie ein Standmixer, der innerlich schon alles verarbeitet hat. Ich gebe mich tapfer und lache ein bisschen, will aber auch zum Ausdruck bringen, was in mir vorgeht: was man eben macht, wenn man mit Menschen zusammen ist, denen man vertraut. Man hat mir schon häufiger gesagt, dass ich leichtfertig Dinge von mir preisgebe. Offenbar soll man es sich gut überlegen, was man wem sagt; und wenn man nicht weiß, wie die eigenen Geständnisse aufgenommen werden, wenn man die verletzenden Worte nicht kommen sieht, ist man letztlich selbst schuld und nicht schamhaft genug gewesen. Ich möchte in einer Welt leben, in der schwierige Erfahrungen artikuliert und angehört werden können, mit Respekt und Wohlwollen. Ich möchte in einer Welt leben, in der Frauen über sich sprechen können, und zwar nicht nur in Roten Zelten*; in der wir die Ereignisse bespre-

---

* Rote Zelte sind Zusammenkünfte von (meist cisgender) Frauen, die sich zu Themen rund um ihre «Weiblichkeit» austauschen. Sie gehen auf eine alte Tradition zurück: Menstruierende, folglich als «unrein» erachtete Personen verchen können, die unsere Fundamente erschüttern und unsere Schwachstellen aufreißen, ohne dass man uns ständig daran erinnert, dass das, was sich innerhalb der Mauern unseres Körpers ereignet, zu schmutzig und peinlich ist, um sich mitteilen zu dürfen.

Ich sage also, wie schwierig diese Nachricht für mich zu verkraften war, weil sich die Daten in meinem Kopf überlagerten und sich mein leerer Bauch schmerzlich wieder in Erinnerung brachte. Ich habe Mühe zu sprechen, Tränen steigen mir in die Augen. Meine Freundin sieht mich liebevoll und mitfühlend an, mein Liebster legt mir seine große warme Hand auf die Schulter. Mein Freund wiederum, es ist nicht böse gemeint, aber auch nicht sonderlich taktvoll, zuckt mit den

---

brachten die Tage ihrer Blutung gemeinsam und nutzten diese männerfreie Zeit, um bedeutsame Ereignisse im Leben einer Frau (Pubertät, Hochzeit, Schwangerschaft, Wechseljahre ...) zu besprechen. Seit den späten 2010er-Jahren erfreuen sich die Roten Zelte im Zuge der verstärkten Hinwendung zur «heiligen Weiblichkeit» im Okzident zunehmender Beliebtheit. Natürlich kann man dabei die essenzialistische Dimension der «heiligen Weiblichkeit» und der «Frauen»-Zusammenkünfte kritisieren, wo die Weiblichkeit noch immer allein auf die Geschlechtsorgane, die Menstruation und die Gebärfähigkeit zurückgeführt wird.

Schultern und sagt so etwas wie: «Jetzt ist es eh zu spät, du kannst es ja nicht wieder reinstecken.»

Er spricht gerade von meinem Abort.

Ich weiß nicht, was er mir sagen will, aber was bei mir ankommt ist: Es bringt nichts zu weinen, was vorbei ist, ist vorbei, wozu noch große Worte machen? Der Satz trifft mich wie eine Ohrfeige, wie eine Verwarnung. Lasst uns bloß nicht über diese peinliche Wirklichkeit des Danach sprechen. Seine harten Worte schockierten mich, aber das war nicht das Einzige, das mich traf. Ich glaube, er hat schlicht ohne Taktgefühl und ohne Filter gesagt, was viele Menschen Frauen, die gerade abgetrieben haben, zu verstehen geben wollen.

Ich habe Mitgefühl erfahren, als ich mit meinem «Fehler» zurechtkommen musste, mir wurde Anteilnahme für mein Unglück entgegengebracht, so ein Pech – wirklich: Du Arme, das muss ja schrecklich gewesen sein, du warst doch sicher völlig durch den Wind, aber jetzt, wo alles vorbei ist, könntest du bitte so freundlich sein und den Mund halten?

Wann aber ist eine Abtreibung wirklich vorbei?

Man weiß nicht, wohin mit seinem Schmerz, aber ich glaube, die betroffenen Frauen brauchen keine Lösungsangebote oder Rettungsversuche. Sie brauchen schlicht einen Raum, in dem sie bei Bedarf ihren Schmerz und ihre Zweifel äußern können.

Während ich mich von einer frei gewählten, aber dennoch schmerzlichen Abtreibung erholte, habe ich es zu jeder Zeit vermieden, mein Erleben mit Schwanger- oder Mutterschaft zu vergleichen. Das schien mir aus einem Grund, den ich mir nicht genau zu erklären weiß, unpassend – vielleicht, weil ich von der Mutterschaft, von dem, was sie im Körper und im Leben auslöst, keine Ahnung habe. Doch Jahre später drängen sich mir die Parallelen auf, und sei es in Gesprächen mit Frauen, die heute Mütter sind und gestern abgetrieben haben.

Ihnen zufolge will die Gesellschaft, dass die Abtreibung, weil sie frei gewählt ist, zwangsläufig eine friedliche, gelassene Entscheidung ist.

Irgendwo zwischen meiner Zustimmung und dem, was ihre Augen preisgeben, denke ich wütend, dass man Frauen nach einer Abtreibung im Grunde zu verstehen geben will: Wie man sich bettet, so liegt man. Du hast bekommen, was du wolltest, jetzt halt bitte den Mund und immer hübsch lächeln. Und ich frage diese Frauen, ob das nicht ein bisschen dem ähnelt, was werdende Mütter zu hören bekommen. Würde man zu ihnen nicht auch sagen: Du hast bekommen, was du wolltest, jetzt halt bitte den Mund und immer hübsch lächeln. Du darfst nicht über die Schwierigkeiten sprechen, die du erlebst, das gehört sich nicht, das ist unanständig, unmoralisch und hässlich. Du hast das Glück, gebären zu können. Du hast das Glück, abtreiben zu können. Und das alles ist makellos weiß, denn wenn es schwarz oder zumindest ein bisschen grau wäre, würde es sehr kompliziert.

Frauen haben kein Recht, komplex zu sein. Unsere Facetten dürfen sich nicht entfalten. Der uns zugewiesene Raum ist noch immer zu eng.

EGOISMEN

Ich halte mich gerne für einen anständigen Menschen. Ich habe Angst, dass ich egoistisch wirken könnte, was mich manchmal daran hindert, für mich persönlich die richtigen Entscheidungen zu treffen, weil ich niemanden enttäuschen oder nicht den Eindruck erwecken will, dass ich in erster Linie an mich denke. Von diesen Vorstellungen musste ich mich zwangsläufig verabschieden, als ich beschloss abzutreiben. Was wäre egoistischer als diese Entscheidung? Vielleicht die Entscheidung für ein Kind? Dann säßen wir alle – Frauen mit leerem und Frauen mit vollem Bauch – im selben Boot und würden uns kollektiv verrenken, um einleuchtende Rechtfertigungen zu erfinden, aber auch solche, an die man sich klammert wie an einen Felsen in einem reißenden Strom. Zu oft wird Egoismus mit Böswilligkeit verwechselt, vor allem, wenn Frauen ihn sich zugestehen: Frauen haben nicht das Recht, ihre eigene Priorität zu sein.

Während ich das Für und Wider abwog, hatte ich das Gefühl, genauso viele Gründe für eine Abtreibung wie dagegen zu finden, und dabei wurde mir eine sehr einfache Tatsache bewusst, die sich im Prinzip selbst genügen sollte:

Es gibt keine guten oder schlechten Gründe, es gibt nur solche, die sich in uns festsetzen und die Entscheidung letztlich unzweifelhaft erscheinen lassen.

Wenn es keine kollektive Akzeptanz dafür gibt, dass die Gründe für eine Abtreibung ebenso zahlreich wie individuell sein können, lässt sich auch nicht gelassen über dieses Thema diskutieren. Eigentlich sollte man die Eckpunkte der Entscheidungsfindung klar definieren: Was für mich gilt, kann nur für mich gelten, und alles, was für mich gilt, ist zwangsläufig richtig und legitim.

In Bezug auf den eigenen Körper und das persönliche Erleben braucht es keine beweiskräftigen Argumente. Dennoch ist man versucht, das Recht auf Abtreibung so zumutbar wie möglich darzustellen. Nehmen wir mein Beispiel: die gut verkäufliche Geschichte einer Schwangerschaft trotz Verhütung; oder die Diskurse, die vor allem um Schwangerschaften aufgrund von Vergewaltigungen oder Inzest kreisen. In Wirklichkeit sollte man aber auch, wenn man nicht aufgepasst hat, wenn man unverantwortlich gehandelt oder Mist gebaut hat, ohne falsche Scham abtreiben dürfen. Ein Kind zu bekommen, sollte nie eine Strafe sein.

Wenn wir gemeinsam und konstruktiv über den Schwangerschaftsabbruch sprechen wollen, sollten wir die innere Überzeugung haben, dass dieses Thema nicht verhandelbar ist – und wir sollten spüren, dass wir uns alle, die wir uns auf diesem Weg begegnen, auf gesichertem Terrain bewegen und unsere Wahrheiten offen aussprechen können.

Neben der Tatsache, dass man einem potenziellen menschlichen Wesen die Möglichkeit zu leben nimmt, wird bezüglich der Abtreibung vor allem eine andere angeblich egoistische Haltung angeprangert: Der Erzeuger, dessen DNA-Anteil sich in einem Bauch, der nicht sein eigener ist, vervielfältigt, werde um sein Recht auf Vaterschaft gebracht. In feministischen Kreisen ist die diesbezügliche Position deutlich, und bei Demonstrationen wird laut «Keine Gebärmutter, keine Meinung!» skandiert. Zu Recht wird mit dem Finger auf die alten Männer gezeigt, die Gesetze über unsere Körper erlassen, ohne je die mit einer ungewollten Schwangerschaft einhergehenden Gefühle und Schwierigkeiten erlebt zu haben. Man spürt es und erschaudert bei dem Gedanken: Wenn man Männer über die Abtreibung debattieren lässt, vergrößert man die bereits bestehende Bresche und räumt ihnen noch mehr Platz im Kampf gegen unsere körperliche Selbstbestimmung ein.

Auch ich zögere, bevor ich auf den Platz der Männer bei der Abtreibung zu sprechen komme. Ich habe jedoch das Gefühl, dass gerade das, was ich aus Angst vor einer böswilligen Aneignung verschweige, unsere Diskussionen im Gegenteil fruchtbarer machen könnte.

Um ehrlich zu sein, weiß ich nicht, ob ich abgetrieben hätte, wenn mein Mann nicht hundertprozentig hinter mir gestanden hätte. Hätte er gezögert und angefangen, auszurechnen, ob ein Leben zu dritt möglich wäre, hätte er sich eine nahe Zukunft mit einem Baby, das wir gemeinsam wollten, ausgemalt, wäre ich vielleicht weniger entschlossen gewesen. Dann wiederum: Als ich achtzehn war, hatte ich meine Periode einmal eine ganze Woche zu spät bekommen; wir hatten diese Diskussion also bereits geführt. Während ich mir damals, vielleicht ein bisschen exzentrisch, aber überzeugt, mit dem Mann meines Lebens zusammen zu sein, durchaus hätte vorstellen können, Mutter zu werden (ob das eine gute oder schlechte Idee gewesen wäre, steht hier nicht zur Debatte), wäre seine strikte Weigerung, so früh im Leben diese Verantwortung zu übernehmen, sicher ausschlaggebend gewesen. In politischer Hinsicht mag es heikel sein, aber ich müsste lügen, wenn ich rundheraus behaupten wollte, dass ich meine Entscheidung alleine getroffen hätte und sie durch nichts ins Wanken zu bringen gewesen sei.

Die Männer in der Debatte um die Abtreibung vollständig auszublenden, würde in meinen Augen nicht zuletzt auch bedeuten, sie weiterhin zu beschützen und von der Verantwortung freizusprechen. Immer wieder wird betont, dass es für das Risiko einer Schwangerschaft zwei Menschen unterschiedlichen Geschlechts brauche. Das gilt schon in Bezug auf die Verhütung, sollte aber ebenso gelten, wenn sich das Unvorhergesehene einstellt.

Dass eine Frau ihre Entscheidung trifft, ohne den Mann zu befragen, mit dem sie Geschlechtsverkehr hatte, ist ihr gutes Recht, und dieses Recht muss auch veräußerlich sein. Es sollte jedoch nicht mit einer systematischen Ausgrenzung der Männer verwechselt werden, als wäre es nicht das Recht der Frauen, ohne äußeren Druck zu entscheiden, sondern das der Männer, sich über die Folgen ihrer Ejakulationen keine Gedanken zu machen. Wenn die Männer ausgeblendet werden, sobald die Verhütung scheitert (oder in den zahlreichen Fällen, in denen sie darauf bestehen, kein Präservativ zu benutzen, sich weigern, die Kosten für eine nicht erstattete Verhütungsmethode mitzutragen oder unter Geschlechtsverkehr lediglich eine vaginale Penetration verstehen), hält man die konkreten Folgen ihrer Ejakulation weiterhin von ihnen fern.

Indem ich meinem Mann einen Platz im Erleben meiner Abtreibung eingeräumt habe, habe ich auch seinen Gefühlen Raum gegeben. Oft wird zu Recht beklagt, dass Männer über ein zu geringes Repertoire zur Beschreibung ihrer Gefühle in Krisensituationen verfügen. Ich bin überzeugt, dass dieses fehlende Vokabular, das ihnen erst gar nicht beigebracht oder in der Kindheit erstickt worden ist, ein wesentliches Problem der Männlichkeitsvorstellung ist, die als ein tragender Pfeiler des Patriarchats unsere Gesellschaft unterminiert.

Meine Schwangerschaft und die gemeinsam durchgestandene Abtreibung sind meinem Mann sehr nahegegangen. Selbst wenn ich diejenige bin, die alle körperlichen Konsequenzen getragen hat, darf ihn dieses Ereignis dennoch berühren. Wir haben es beide für wichtig erachtet, darüber zu sprechen, uns über unsere Erlebnisse auszutauschen, unseren Wortschatz zu erweitern und uns psychologische Unterstützung zu suchen, um das

Erlebte zu verarbeiten und uns, individuell und als Paar, davon zu erholen.

Damit will ich nicht sagen, dass die Männer, unabhängig von ihrer Beziehung, auf die Entscheidung ihrer schwangeren Partnerin Einfluss nehmen dürfen. Doch weil ich persönlich von einem Mann schwanger geworden bin, den ich liebe, der mich respektiert und mit dem ich eines Tages ein Kind großziehen will, scheint es mir undenkbar, dass ich mich für eine Abtreibung hätte entscheiden können, ohne seine Meinung zu berücksichtigen. In vielen Konfigurationen spielt der Standpunkt des Erzeugers keine Rolle. In vielen anderen kann sie wichtig sein: Ich bin sicher nicht die einzige Frau, die Kinder bekommen möchte und sich trotz einer glücklichen heterosexuellen Beziehung für einen Abbruch entscheidet.

Wenn wir Feministinnen uns so schwertun, denjenigen Männern, die sich gerne an der Abtreibungsdiskussion beteiligen würden, einen Platz zuzugestehen, dann vielleicht deshalb, weil wir genau wissen, dass selbst wir Frauen noch immer nicht frei darüber sprechen dürfen. Die ärgerliche Konstante, dass alles mit zweierlei Maß gemessen wird – zugunsten der Männer, die sagen und denken dürfen, was sie wollen –, sorgt dafür, dass wir sie bei einem immer noch heiklen Thema ungern das Wort ergreifen lassen. Denn so traurig es ist, wir leben nach wie vor in einer Gesellschaft, in der die Stimme der Frauen nicht zählt und Tausende, ja Hunderttausende weiblicher Erfahrungsberichte von nur einem männlichen Gegendiskurs entkräftet werden können.

So bewegen wir uns auf einem schmalen Grat. Vielleicht ist tatsächlich noch nicht der Augenblick gekommen, die Männer in unsere Debatte einzubeziehen, aber wollen wir sie wirklich für alle Ewigkeit davon ausschließen? Ich glaube an die politische und therapeutische Kraft nichtgemischter Zusammenkünfte. Ich glaube aber auch, dass sie kein Selbstzweck sind, sondern eine wichtige und notwendige Etappe darstellen, um einen Dialog zu wichtigen Fragen zu eröffnen, um Gesellschaft zu bilden.

Man sollte unterscheiden zwischen der Legitimität der männlichen Meinung zur Abtreibung (sie hat keine Berechtigung, hier gilt nach wie vor der Grundsatz *Keine Gebärmutter, keine Meinung*) und dem Platz für das Erleben der Männer, die Frauen bei ihrer Abtreibung begleiten. Umgekehrt bedeutet das für mich aber auch, dass Männer, die den Frauen in dieser Situation nicht beistehen, absolut nichts zu sagen haben. Ich tue mich allerdings schwer damit, mir eine neue, freiere und glücklichere Wirklichkeit auszumalen, wenn Männer die Gefühle, mit denen sie konfrontiert werden, noch immer nicht zum Ausdruck bringen und verarbeiten dürfen.

Bis diese neue Wirklichkeit umgesetzt ist, schweben die gesellschaftlichen Forderungen zugegebenermaßen wie ein Fallbeil über den Personen, die abtreiben oder abtreiben wollen. Der Anspruch, eine Frau habe selbstlos Leben zu schenken, koste es sie, was es wolle, ist dabei einer der groteskesten.

Man soll sich schuldig fühlen, ein Leben im Keim zu ersticken. Auch das sei unerhört egoistisch. Ich muss zugeben, dass mir diese Sichtweise nicht einmal im Ansatz in den Sinn gekommen ist, als ich meine Entscheidung getroffen habe. Für mich war die Abtreibung eine Etappe meines Lebens, in dem ich eines Tages Mutter sein wollte. Wie bereits erwähnt, realisierte ich bei dem Gedanken an die Bedingungen, unter denen dieses Kind auf die Welt kommen müsste, dass ich ihm etwas anderes bieten wollte. Ich komme mir nicht egoistisch vor, weil ich mich geweigert habe, ein winziges Menschenwesen in diese entfesselte Welt zu entlassen, ohne ihm das Beste mit auf den Weg geben zu können. Meines Erachtens trifft das auf die Frauen zu, die eines Tages Mutter sein wollen, für die der richtige Zeitpunkt nur noch nicht gekommen ist, aber auch auf jene, die grundsätzlich keine Kinder wollen. Wem tun die Anti-Abtreibungs-Aktivist:innen einen Gefallen, wenn sie unabhängig vom jeweiligen ökonomischen, aber auch emotionalen Kontext Kinder in die Welt gesetzt sehen wollen? Diesen Kindern bestimmt nicht! Wollen wir wirklich Gesellschaft bilden, sollten dann nicht alle zur Welt kommenden Kinder in einem gesicherten Umfeld ins Leben aufbrechen können? Kämpfen die Abtreibungsgegner:innen auch für eine gleichberechtigtere, sanftere Gesellschaft, für ein leichteres Leben für alle?

Mir geht es hier um reproduktive Gerechtigkeit. Dieser soziale Kampf ist nicht nur ein Kampf für das Recht auf Schwangerschaftsabbruch. Es ist auch ein Eintreten dafür, dass die Eltern sich so lange wie nötig um ihre Kinder kümmern können, dass alle, die es möchten, unter bestmöglichen Bedingungen Kinder haben oder zeugen können. Alles in allem ein ehrgeiziges und erstrebenswertes soziales Vorhaben, oder etwa nicht?

Erst als ich mich damit befasste, zu verstehen, warum ich meine Abtreibung nicht verdauen konnte, warum sie nicht einfach spurlos an meinem Kopf und Körper vorbeiging, eroberte ich Stück für Stück den Egoismus, mich nicht für das, was in mir heranwuchs, sondern für mich selbst entschieden zu haben.

Ach, ich weiß, wenn das Wörtchen «wenn» nicht wäre – dennoch ist der Gedanke nicht abwegig, dass ich ohne meinen Entschluss abzutreiben weder die Gelegenheit noch die Energie oder die Mittel gehabt hätte, bis spät in die Nacht hinein für einen Hungerlohn zu schreiben und schließlich ein erstes Buch zu veröffentlichen. Wenn ich im Sommer 2019 damit beschäftigt gewesen wäre, ein Kind zur Welt zu bringen und aufzuziehen, hätte ich sicher nicht weitergekämpft oder den Blogbeitrag geschrieben, der die Aufmerksamkeit meiner Verlegerinnen erregt hat, ich hätte mein Buch nicht schreiben und meine finanzielle Situation nicht verbessern können.

In der ersten Zeit nach dem Abbruch machte es mich rasend, dass meine Situation es mir nicht erlaubt hatte, meine Schwangerschaft fortzusetzen. Ich malte mir ein anderes Leben aus, mit einem geregelten Einkommen und einer Fünfunddreißigstundenwoche. Da es statistisch unmöglich ist, mit dreiundzwanzig Jahren schreibend seinen Lebensunterhalt zu bestreiten, hätte diese parallele Dimension bedeutet, dass das Schreiben nicht mehr meinen Lebensmittelpunkt bildete. Es hätte ein tolles Leben werden können, aber es war nicht das, nach dem ich mich sehnte.

Erst die Entscheidung für meine Abtreibung eröffnete mir den Raum, mich selbst zu verwirklichen.

Es gab ein Zeitfenster zwischen den Blutungen und dem Schreiben dieses Textes, in dem ich mir nicht mehr sicher war, eines Tages Mutter werden zu wollen. Ich wusste nicht mehr, ob dieses Vorhaben mit meinen Plänen zu vereinbaren wäre. Alles begann mit einem Satz von Jeanette Winterson:

> Mir fällt keine einzige Autorin ein, die sich in ihrer Arbeit verwirklichen und dabei ein gewöhnliches heterosexuelles Leben mit Kindern führen konnte. Wo ist sie?[18]

Mich überkam eine panische, aber heilsame Angst. Ich las Artikel über die Rolle der Verhütung im Leben bedeutender Autorinnen wie Angela Carter oder Doris Lessing[19]. Je mehr Raum ich dem Schreiben in meinem Leben zugestand, desto stärker identifizierte ich mich mit kreativen, schöpferisch tätigen Frauen, deren größtes Werk auf Erden nicht im Gebären und Aufziehen von Kindern bestand. Ich erinnerte mich an die Widmung, die Gloria Steinem ihrer Autobiografie voranstellt:

Im Jahr 1957, als die Ärzte die Schwangerschaft nur unterbrechen durften, wenn das Leben der werdenden Mutter in Gefahr war, ging ein britischer Doktor namens John Sharpe das beträchtliche Risiko ein, einer zweiundzwanzigjährigen Amerikanerin auf der Durchreise nach Indien eine Abtreibung zu ermöglichen. […] Er sagte zu ihr: «Zwei Dinge müssen Sie mir versprechen. Erstens dürfen Sie niemandem meinen Namen verraten. Zweitens werden Sie mit Ihrem Leben genau das machen, was Sie möchten. […] Ich habe versucht, das Beste aus meinem Leben zu machen.»[20]

Mir wurde bewusst, inwiefern die Mutterschaft den Frauen von gestern ihre Identität als Künstlerin verwehrt hatte und dass auch mir das passieren konnte, wenn ich nicht aufpasste, und dass es mich extrem eingeschränkt hätte, ein Kind zu bekommen, bevor ich wirklich wusste, was ich sein und verwirklichen wollte. Ich wollte unbedingt selbst über mein Leben bestimmen können, ich hatte große Angst, mich unterwegs zu verirren, und wollte lieber auf die Mutterschaft verzichten, wenn ich dafür Schriftstellerin sein konnte. Meine Abtreibung war auch eine Entscheidung für diesen Lebensentwurf.

Ich habe ein paar jener Frauen getroffen, nach denen Jeannette Winterson suchte. Ich weiß, dass es sie gibt, ich habe sie in mein Herz geschlossen, und sie inspirieren mich. Ihnen allen ist gemeinsam, dass sie das hetero-patriarchalische Modell in ihrer Art, Familie zu leben, hinterfragt haben. Das, was ich einmal als Widerspruch empfunden habe, ist für mich inzwischen keiner mehr. Die Ungleichheiten in heterosexuellen Beziehungen (neben anderen Formen sozialer Ungleichheit) führen dazu, dass viele junge Mütter von der Mutterschaft so stark absorbiert werden, dass sie über einen mehr oder weniger langen Zeitraum ihre anderen Seiten kaum ausleben können. Doch ich will und muss glauben können, dass dies kein unabänderliches Schicksal ist. Dass es nicht in der natürlichen Ordnung der Dinge liegt.

DIE SCHAM

Lange dachte ich, es ginge in *Die Scham* von Annie Ernaux um ihre Abtreibung*. Erst als ich die Zusammenfassungen ihrer so schlicht betitelten Bücher las, bemerkte ich meinen Irrtum. Einmal mehr offenbarte sich darin mein unbewusstes Unbehagen in Bezug auf die Abtreibung. Ich habe mich – nach wie vor zu Recht – als Feministin bezeichnet, die nie an der Bedeutung eines freien und kostenlosen Schwangerschaftsabbruchs ohne Stigmatisierung gezweifelt hat … bis die Abtreibung mich selbst betraf, meinen Körper. Weil *mir* das nicht passieren konnte, weil *ich* alles richtig machen würde, hatte ich mir nicht bewusst gemacht, dass die Scham meinem Wesen tief einbeschrieben war und ich ungewollt unter ihr leiden würde.

---

* *Die Scham* (1997, deutsch 2020) beschreibt in Wirklichkeit das Leben von Annie Ernaux und ihrer Familie. Der Roman zeigt ihre Zerrissenheit zwischen ihrer religiösen Erziehung in einem ländlichen Milieu und ihrem Wunsch nach Ausbruch und Verbesserung.

Ich brauchte über anderthalb Jahre, um meiner Mutter zu erzählen, dass ich abgetrieben hatte. Ohne dieses Buch, das greifbar sein würde und auf das ich stolz sein könnte, hätte ich dieses Schweigen vielleicht nie gebrochen. (Allmählich gewöhne ich mich daran, meine Schattenseiten der Literatur anzuvertrauen, in der Hoffnung, sie möge eine Brücke zu den fehlenden Worten schlagen.) Ein Teil von mir wollte diesen Zwischenfall immer noch kleinreden. Wenn ich meiner Mutter etwas in dieser Größenordnung anvertraue, kann ich den Ernst der Sache unmöglich leugnen. Ich erzähle ihr nicht alles, aber wenn ich ihr etwas erzähle, ist es wahr und unverstellt.

Als sie mich zu einem wichtigen Arzttermin begleiten wollte, bei dem es auch um meine gesundheitliche Vorgeschichte gehen würde, stand auf der Überweisung meines Hausarztes *Schwangerschaft trotz intrauteriner Vorrichtung – induzierter Abort*. Das Geheimnis würde so oder so gelüftet werden. Bevor wir ins Krankenhaus aufbrachen, saßen wir gemeinsam beim Stricken, und ich nahm meinen ganzen Mut zusammen und legte mein Geständnis ab.

Ein Geständnis – wie bei einem Verbrechen.

Es war mir schrecklich unangenehm, mich in diese Notlage gebracht zu haben. Was für ein Makel. Nie hätte meine Mutter mir so etwas zu verstehen gegeben, es war eine Schreckensvision, aber in dieser Vision hatte ich versagt.

Ich habe sehr jung geheiratet. Diese Tatsache sorgt immer für Verwunderung: feministisch, radikal, anarchistisch, und dann mit zwanzig einen Cis-Mann geheiratet?

Vor ein paar Jahren habe ich mein Studium wieder aufgenommen und viele neue Menschen kennengelernt. Einmal fiel der Satz: «Es sind doch eher die Assis, die früh heiraten und lauter Kinder in die Welt setzen.»

Auch wenn ich mir nicht sicher bin, ob diese dahingesagte demografische Analyse zutrifft, denkt man heutzutage, wenn Leute jung heiraten, unweigerlich an alte amerikanische Fernsehfilme: Ballkönig und -königin beim Highschool-Abschluss, sie wird im Sommer nach der Diplomvergabe schwanger, die beiden müssen heiraten, und jetzt ist er Versicherer und muss sich von seinem Traum als *Quarterback* in der NFL endgültig verabschieden. «Früh» (sagen wir, unter fünfundzwanzig) Kinder zu kriegen, ist in den Augen der über den guten Geschmack befindenden sozialen Schicht eher ein Scheitern als eine fundierte Entscheidung.

Sehr jung oder zu jung schwanger zu werden, ist in höchstem Maße peinlich. Schämen sollte man sich. Die ungeplante Schwangerschaft wirft ein grelles Licht auf die Sexualität der jungen Frau: *Sieh an. Du hast also Sex? Na, dann brauchst du dich auch nicht zu wundern, du freches Gör. Du hast doch wohl nicht ernsthaft geglaubt, du könntest deinen Körper kontrollieren?*

Sprechen bedeutet Existenzwerdung. In individueller Hinsicht, um sich zu entwickeln, zu definieren und um mit anderen in Verbindung zu treten. In politischer Hinsicht hilft das Sprechen beim Sichtbarmachen und Normalisieren. Die Scham wiederum hat eine hässliche und zugleich recht «nützliche» Macht: Sie wirft die Menschen, die sie empfinden, auf sich selbst zurück. Man spricht nicht über Dinge, für die man sich schämt, man breitet das, weshalb man sich verkriechen, weshalb man verschwinden oder jemand anders sein will, nicht gerne aus. Ich habe ganze zehn Jahre gebraucht, um einer Psychologin von meiner Bisexualität zu erzählen, weil ich mich geschämt habe (erst, weil ich nicht hetero, dann, weil ich nicht queer genug war: Ob man irgendwann wohl von diesem schwindelerregenden Karussell abspringen kann?). Und ich konnte meiner Mutter erst nach anderthalb Jahren von meiner Abtreibung erzählen. Die Scham hat uns im Visier, sie übt eine soziale Kontrolle aus. Es gibt keine Scham ohne Gesellschaft, ohne wertende Blicke oder eingrenzende Normen, die uns zu verstehen geben, dass wir uns schämen *sollten*.

Genau das habe ich empfunden. Im einundzwanzigsten Jahrhundert mit dem medizinischen Wissen und der Erziehung, die ich genossen hatte; ungewollt schwanger zu werden, war meiner einfach nicht würdig. Ich schämte mich, nicht dem zu entsprechen, was meine Gesellschaftsschicht mir eingetrichtert hatte, als gehörte die vollständige Kontrolle über den Körper zum gleichen Gesamtpaket wie Klavierstunden und

Privatschulen. Mein Mantra «Ich habe alles richtig gemacht. Was mir gerade passiert, ist einfach Pech» verdammte alle, die eben nicht *alles richtig gemacht* hatten, was auch immer das heißen sollte. Wenn ich an nichts schuld war, bedeutete das indirekt, dass andere Frauen sehr wohl an etwas schuld sein konnten. Und dass ich besser war als diese gedankenlosen, unverantwortlichen und inkonsequenten Gegenbilder. Als ich am absoluten Tiefpunkt angelangt war, klammerte ich mich erleichtert an meine in jeder Hinsicht einwandfreie Situation, um die Scham meiner Abtreibung zu mildern. Ein hässliches Überlegenheitsgefühl, das von einer nahezu unbewussten Klassenverachtung zeugte.

Es gibt keine private Scham, die nicht auch andere mit ihren Urteilen beschmutzt. Wir versuchen, uns davon freizumachen, aber manchmal klebt sie uns an der Haut wie eine eklige Folie aus Plastik.

Im Juli 2021 gab Emmanuel Macron ein Interview für *ELLE*. Auf die Frage, was er davon halte, dass das Parlament den Gesetzesentwurf für eine Verlängerung der Abtreibungsfrist von vierzehn auf sechzehn Wochen abgelehnt hatte, erwiderte er:

> Ich befürworte das [die Verlängerung der Frist] nicht. (…) Ich weiß, wie traumatisch es für eine Frau ist abzutreiben (…) und habe sehr viel mehr Respekt davor als die Leute, die eine Abtreibung nach sechzehn Wochen für problemlos halten. Alle Gynäkologen sind sich einig, dass das zu diesem Zeitpunkt deutlich traumatisierender ist.

Und weiter:

> Ich respektiere [die Gewissensklausel]. Wir müssen (…) diesen Kampf [gegen den Schwangerschaftsabbruch] wieder aufnehmen, vor allem, indem wir die jungen Mädchen und jungen Frauen, die in einigen Stadtvierteln keine Hilfe finden, noch viel früher begleiten[21].

Die Antworten des französischen Staatspräsidenten sind verlogen und fehlerhaft.

Was das durch eine Abtreibung bewirkte Trauma angeht bzw. das Trauma, erst nach sechzehn statt schon nach vierzehn Wochen abzutreiben, belegen Untersuchungen wie *The Turnaway Study*, dass solche Behauptungen einer soliden Grundlage entbehren und den Tatsachen widersprechen. Was die angeblich einheitliche Front «aller Gynäkologen» betrifft, kann man zum Beispiel an einer Mitteilung des feministischen Ärztekollektivs *Pour une MEUF* sehen, dass ein Teil der Ärzteschaft mit diesem dogmatischen Diskurs nicht einverstanden ist[22]. Ausschließlich von «jungen Mädchen und jungen Frauen» zu sprechen, legt den Gedanken nahe, dass alle Abtreibenden jung sind, was natürlich nicht der Fall ist[23].* [24] Vor allem aber scheint mir interessant, dass Macrons Antworten sich besonders auf die sensible Frage der Scham konzentrieren.

Indem Macron von einem Trauma und dem vermeintlichen Konsens der professionellen Ärzteschaft spricht, suggeriert er Frauen, die von

---

* Anm. d. Red.: In einer Pressemitteilung vom 7. April 2022 gibt das Statistische Bundesamt an, dass im Jahr 2021 in Deutschland 3 Prozent der Frauen, die abgetrieben haben, unter 18 Jahre alt waren.

ihrer Abtreibung nicht traumatisiert sind, sie seien nicht normal. Wenn er sich deutlich zu der Gewissensklausel bekennt, die Ärzt:innen die Verweigerung eines Schwangerschaftsabbruchs erlaubt, den sie als unvereinbar mit ihren «persönlichen, professionellen oder ethischen Überzeugungen»[25] empfinden, definiert der Präsident den Schwangerschaftsabbruch als ein Thema, über das die Meinungen auseinandergehen, das die einen für amoralisch und andere eben nicht für amoralisch erachten, was zu diskutieren wäre*. Und mit seiner Anspielung auf «einige Stadtviertel»** leistet er der Klassenvorstellung Vorschub, dass Frauen aus benachteiligten Bevölkerungsschichten eher unfreiwillig schwanger werden als andere***.

---

* Man könnte den Standpunkt vertreten, dass der Schwangerschaftsabbruch eher das Recht der Patientinnen betrifft, sich ihres Körpers nach Belieben zu erfreuen und ihn bei Bedarf behandeln zu lassen.

** In der Politikersprache sind damit in Wirklichkeit *arme Stadtviertel* gemeint, was natürlich nicht offen ausgesprochen werden kann, da es in Frankreich keine Armen geben darf, die einfach ihrem Schicksal überlassen werden.

*** Wenn Frauen aus benachteiligten Bevölkerungsschichten häufiger abtreiben als Frauen aus privilegierten Gesellschaftsschichten, heißt das noch nicht, dass sie auch eher unfreiwillig schwanger werden. Das Einzige, worüber diese Statistik Aus-

Wenn sogar der Präsident in das gleiche Horn stößt, versteht man besser, wie schwer die Last der Scham abzuwerfen ist.

Da sitze ich also, in eine Decke gehüllt, mit meiner Scham und meiner Tasse Tee und begreife erst jetzt, dass mein Schamgefühl nie besagte, dass ich an etwas schuld bin. Es gibt nichts wiedergutzumachen, ich habe keinen Fehler begangen – wie auch sonst niemand, der sich für eine Abtreibung entscheidet. Das Gefühl der Schande rund um den Schwangerschaftsabbruch dient allein den Interessen des Patriarchats. Die Frauen sollen den Mund halten, wie immer. Die Unterdrückten sollen schweigen, wie immer. Man gängelt und knebelt uns, denn sobald unsere Stimmen sich ungehindert Gehör verschaffen, wird offensichtlich, dass die Gesellschaft nicht funktioniert, zumindest nicht für alle, und das ist unerträglich.

---

kunft gibt, ist, dass sie sich offenbar bewusst sind, wie schwer es ist, ein Kind unter ungünstigen wirtschaftlichen Bedingungen aufzuziehen. Damit ist lediglich bewiesen, dass sich Frauen in voller Kenntnis der Sachlage für eine Abtreibung entscheiden.

TRAUERARBEIT

Ich bin wieder bei den Freund:innen, bei denen ich einige Wochen nach meiner Abtreibung Zuflucht gefunden hatte. Zufällig habe ich auch genau hier vor neun Monaten beschlossen, die Pille abzusetzen und schwanger zu werden. Ich sitze da und warte auf meine Periode, die sich nicht einstellt. Ich habe das unbestimmte Gefühl, dass die Geschichte, die ich zu erzählen versuche, die Geschichte, die ich gleichzeitig erlebe und niederschreibe, ohne dieses schon fast kitschige Happy End keinen Abschluss finden kann. Am liebsten möchte ich es in den Himmel schreien: *Ja, jetzt bin ich bereit, lass mich einen Schlusspunkt unter meinen Bericht setzen.*

Seit dieser Text in mir zu keimen begann, hat sich mein Leben so gewandelt, dass ich mehrfach nach dem Weg suchen musste – auf diesem Weg, wo mein tastendes Schreiben auf mein tastendes Leben antwortet, bin ich zwar nicht unbedingt sicherer, aber ich habe das Gefühl, es ist schlüssiger und leichter, ihn zu beschreiben, als zu behaupten, ich hätte mich nicht verändert. Mein Blick auf meine eigene Abtreibung hat sich in den vergangenen zweieinhalb Jahren gewandelt, und diese Erfahrung gehört zu meinem Weg dazu.

Mein Schwangerschaftsabbruch hat mich ausgelaugt.

Dieser Eindruck muss natürlich nicht zwingend auf alle Personen zutreffen, die abtreiben, aber ich bin nach dieser Erfahrung nicht mehr dieselbe. Meine Abtreibung hat mich gezwungen, mir selbst zu begegnen, nackt und verletzlich. Ich frage mich allmählich, ob ich nicht durch den Schwangerschaftsabbruch erst erwachsen geworden bin.

Es fiel mir nicht leicht, meine Abtreibung zu verarbeiten, nein. Lange ist mir das Bild des gräulichen Embryos zwischen meinen Beinen nachgegangen, die Erinnerung daran, wie er sich aus meinem Körper gelöst hat. Schon nach dieser kurzen Schwangerschaft hatte ich nicht mehr den gleichen Körper und für immer eine zusätzliche BH-Größe. Ich musste lernen, zu vertrauen, nicht auf meinen Körper, der nie eine losgelöste Entität gewesen ist, sondern auf meine Fähigkeit, in den Spurrillen zu fahren, die unweigerlich den existenziellen Weg zerfurchen.

Für meine Trauerarbeit habe ich Zeit gebraucht.

Ist Trauerarbeit das richtige Wort? Wenn ich doch damals gar kein Kind haben wollte und meinen Schritt nie bedauert habe?

Ich lächele, als ich durch meinen Kalender scrolle. Ich entrolle das Knäuel einer anderen Erinnerung, in einer anderen Dimension. Drei Tage vor meiner Abtreibung wartete ich in einem sterilen Raum auf eines meiner letzten Bewerbungsgespräche. Kommunikationsbeauftragte der Universitätsbibliothek – das hätte sich in meinem Lebenslauf doch gut gemacht. Ich versuchte, mich auf die Zukunft zu konzentrieren, die sich in diesem Moment zu entscheiden schien. Doch ein paar Jahre später, den Kopf über Wasser und endlich an meinem Platz in der Welt, kann ich es zugeben: Schon damals spürte ich, dass das, was in meinem Bauch vor sich ging, wichtiger war als das, was ich vor einer Jury aus Unbekannten, die mich ohnehin nicht einstellen würden, zu beweisen versuchte. Das Gespräch glich einer mittleren Katastrophe, aber ich verließ den Raum in bester Stimmung. Ich hatte ja wohl das gute Recht, ein Bewerbungsgespräch in den Sand zu setzen, immerhin war ich schwanger!

Während ich durch mein Telefon scrolle, in dem ich gewissenhaft mein gesamtes Leben verzeichne (Immer gerne, Big Data), stelle ich fest, dass mein Leben, anders als ich es damals empfand, nach meinem Schwangerschaftsabbruch keineswegs aufgehört hatte. Noch blutend hatte ich andere (durchweg verkorkste) Bewerbungsgespräche geführt, Freundinnen getroffen und den Roman überarbeitet, der drei Jahre später erscheinen sollte; ich bin im Kino, im Restaurant und bei meinen Großeltern gewesen. Nur die Maschine in meinem Inneren brauchte eine Weile, um wieder in Gang zu kommen.

Ich hatte noch nie um jemanden getrauert. Die Menschen, deren Sterben ich miterlebt habe, standen meinen Angehörigen näher als mir. Ich wusste also nicht, was es bedeutete, etwas zu verlieren, das man als gegeben hinnimmt.

Ich war sorglos und wiegte mich in der bequemen Illusion, dass ich selbst über mein Schicksal und meine Seele bestimmte. Die Abtreibung brachte dieses Konstrukt ins Wanken. Ich habe alles überdacht, alles neu gelernt – vor allem, wer ich selbst bin. Ich war davon ausgegangen, dass mein Weg geradlinig und eben verlaufen würde, und nun stand ich vor einer Achterbahn, die mir ein neues Bild der Wirklichkeit abnötigte: Das Leben war kein langer, ruhiger Strom. Wahrscheinlich trauerte ich am längsten und am schmerzhaftesten um die, die ich geglaubt hatte zu sein: eine junge Frau, die auf dem medizinischen Fragebogen vor der Blutspende selbstverständlich «Schwangerschaft» *und* «Kind» ankreuzte. Die überheblich dachte, dass sie nie mit der Frage der Abtreibung konfrontiert werden würde – und als es dann doch so weit war, dass sie keine Spuren davontragen würde, weil sie über den Dingen stand.

Schon monatelang suche ich nach der Grube der Gefühle, die sich seit diesen inzwischen fernen Oktobertagen aufgetan hat. Ich habe allerdings keinen Zugang mehr zu ihr, sie wirkt zugemauert, wie stillgelegt. Doch in dieser Distanz kann vielleicht langsam die Trauerarbeit vor sich gehen und das Gewebe unbemerkt vernarben.

Dieses Datum wird mich vermutlich nie mehr loslassen. Im Halbdunkel des ersten Konzertsaals, den ich nach der Pandemie besuchte, fiel mir wieder ein, dass ich das letzte Mal, als ich auf den Beginn einer Vorstellung gewartet hatte, einen Embryo im Bauch hatte. Tränen über Tränen. Daten bleiben mir im Gedächtnis haften, sind Meilensteine auf meinem Weg, schwere Prüfungen, die ich bewältigte, obwohl ich mich selbst lange als schwach erlebt habe. Doch auch wenn ich meine Abtreibung nie vergessen werde, bin ich weitergekommen. Sie hat mich nicht traumatisiert, aber sie war ein einschneidendes Erlebnis. Ich habe lange gebraucht, um davon loszukommen, aber nicht, weil es um etwas Abstoßendes, Schmutziges geht, sondern schlicht, weil ich jemand bin, auf den ein solches Ereignis Auswirkungen hat: Es versetzt meine tektonischen Platten in Bewegung und befördert vergessene Fragen ans Licht.

Damit will ich auch sagen, dass es Räume geben muss – ja, dass wir sie *schaffen* müssen –, in denen alles Ambivalente, Negative, Traurige und Klebrige gesagt und gehört werden darf: in der Öffentlichkeit, nicht nur in aller Heimlichkeit. Die Erfahrung der Abtreibung ist ein weiterer Beweis dafür, dass Einsamkeit alles nur schwerer macht – Verbundenheit als Teilchenbeschleuniger des Wohlbefindens wirkt.

Heute, während ich auf meine Periode warte und hoffe, dass sie ausbleibt, verspüre ich eine noch ungewohnte Gelassenheit. Die Gewissheit, an meinen Erfahrungen gewachsen zu sein, ist noch neu für mich. Ebenso wie die Gewissheit zu heilen.

HEILEN

Das richtige Leben ist kein Märchen. Ich beende die Arbeit an diesem Buch mit starken Blutungen, den Bauch von Krämpfen geschüttelt und erschöpft von einem prämenstruellen Syndrom, das viel zu lange gedauert hat. Aber das Wetter ist schön, der Kaffee ist gut, und das Leben geht weiter.

Von meiner Lektüre von *The Turnaway Study* ist mir vor allem folgender Satz im Gedächtnis geblieben:

> Die Abtreibung kann ein normales Element der Familienplanung und eines sinnerfüllten Lebens sein.

Diese Feststellung ging mir beim Lesen besonders zu Herzen. Ich hatte das Glück, einer resilienten, widerstandsfähigen Art anzugehören, und obwohl mir dieses Erlebnis immer noch in den Knochen saß, würde ich damit fertigwerden. Dieser einfache Satz gab mir neuen Mut und bedeutete mir, dass die Abtreibung etwas Normales ist. Sie ist kein Weltuntergang, im Gegenteil, eher ein Aufbruch. In mir wisperte eine Stimme «Du wirst schon sehen, alles lässt sich überwinden»*.

Da ich mich so ausgiebig an dem Thema abarbeitete, brauchte ich glücklicherweise nur ein paar einfache Zutaten, um meinen Kummer zu überwinden: Zeit, Liebe und Worte.

Die Zeit, die zerrinnt und in einer trostlosen Landschaft die zarten Triebe einer besseren Zukunft sprießen lässt, gibt uns meistens recht. Manchmal braucht es viele Monate, möglicherweise Jahre, und den nötigen Abstand, um die ganze Tragweite einer in Sekundenschnelle getroffenen und dennoch richtigen Entscheidung zu ermessen. Man braucht Zeit, um sich von

---

* Zwischen dem Ende der Niederschrift und der langen Bearbeitungsphase (ein Buch braucht viel Zeit ...) bin ich schwanger geworden. Die letzten Druckfehler korrigiere ich mit einer Müdigkeit, zu der ich langsam zurückfinde, wie zu einer Freundin, mit der ich im Streit auseinandergegangen bin. In den langen Monaten nach dem Absetzen der Verhütung und dem erneut positiven Schwangerschaftstest dachte ich oft unwillkürlich: «Und wenn ich meine einzige Chance verspielt habe?» Ich wusste nicht, wohin mit diesem Gedanken, aber ich hegte ihn zärtlich, wie meinen übrigen Kummer.

einem Ereignis zu erholen, das nicht nur den Körper, sondern auch den Geist erschüttert. Erwiesenermaßen braucht man Liebe: Frauen verkraften ihre Abtreibung besser, wenn sie wohlwollend unterstützt und für ihre Entscheidung nicht verurteilt werden. Und natürlich braucht man Worte. Hier überschneidet sich das Private mit dem Politischen. Wenn so viele Frauen ihre Abtreibung(en) verschweigen, dann womöglich nicht in erster Linie aus Scham oder Zurückhaltung: Es genügt, das Wort auszusprechen, über das Erlebnis zu berichten, damit sich die Zungen lösen und die Erfahrungsberichte mehren – eine unaufhaltsame Flut, die langsam, aber stetig die Deiche zermürbt.

Ich glaube, Zeit, Liebe und Worte sind die Grundfesten einer bestimmten *Gemeinschaft*. Ein heikles Wort, das ein bisschen einfältig oder im Gegenteil fast gefährlich anmutet (Achtung, Kommunitarismus!), in Wirklichkeit aber all die kleinen Gesellschaften meint, die die große Gesellschaft bilden und in denen man sich in Sicherheit bewegen kann. Die Außenwelt wird stets schwieriger, grausamer und unzugänglicher sein als die selbst geschaffenen Familien. Deshalb sind Gemeinschaften so wichtig: Sie geben uns Werkzeuge an die Hand, bieten Erholung und Betreuung und wappnen uns für die Welt.

Welche Gemeinschaften können wir aufbauen, um das Thema Abtreibung gelassen anzugehen? Meine Gespräche mit anderen, die abgetrieben haben, liefern eine erste Antwort.

Als wir uns das erste Mal persönlich treffen, erzählt mir Soriya bei einem Burger, dass die Tatsache, öffentlich und ungeschminkt über ihre Abtreibung gesprochen zu haben, sie die (schon vorher nicht bedingungslose) Unterstützung ihrer Familie gekostet hat. Ihre Angehörigen hatten ihr nicht verübelt, dass sie ungewollt schwanger geworden war. Vielmehr, dass sie darüber gesprochen hatte, ohne sich dafür zu schämen, wie es von ihr erwartet wurde.

Carole erzählt mir von ihrer Abtreibung, die ihr schwer zu schaffen gemacht hat: Sie ist mit Leidenschaft Mutter – aber die Umstände haben sie zu dieser Entscheidung veranlasst, die sie zwar nicht bereut, aber auch nicht verwinden kann. Und das dürfen wir kaum lautstark verkünden, weil wir im einundzwanzigsten Jahrhundert doch bitte schön stolz auf das Erreichte sein sollen, auch wenn es uns schier zerreißt.

Anouchka bekommt von ihrer besten Freundin am Jahrestag ihres Schwangerschaftsabbruchs einen Blumenstrauß geschenkt. Als ich ihr erzähle, wie alleingelassen ich mich mit dem meinem Bauch eingeschriebenen Datum fühle, verspricht sie mir, am kommenden 19. Oktober an mich zu denken. Und sie hält ihr Versprechen.

Im Wartezimmer eines US-amerikanischen Abtreibungszentrums schreiben die Patientinnen in ein Tagebuch, das sie jenen, die nach ihnen kommen, hinterlassen: Martina fühlt sich weniger einsam, wenn sie die Berichte der Frauen liest, die vor ihr eine ähnliche und doch einmalige Situation durchgemacht haben[26].

Cléa ist Doula. Sie spricht über perinatale Trauer und schließt die Abtreibung mit ein, sie regt an, eine Zeremonie mit mir zu gestalten, damit ich mich von meiner abgebrochenen Schwangerschaft, von diesem ausgelichteten Zweig meiner Zeitlinie, verabschieden kann. Wendy ihrerseits hat, Jahre nach ihrer Abtreibung, an einem solchen Ritual teilgenommen: Sie hatte das Bedürfnis danach.

Nach meiner Unterhaltung mit Juliette im Auto und nach Monaten des Schreibens stelle ich fest, dass ich mir eine Gesellschaft wünsche, in der Geburten, Fehlgeburten, Abtreibungen, aber auch Krankheiten und Todesfälle kollektiv verarbeitet werden und in der wir weniger einsam sind. Ich habe keine Angst mehr vor einem Mangel an Schamgefühl, im Gegenteil – ich wünschte, dass wir freier wären, Freud und Leid zu teilen, dass das, was unser Körper erlebt, nicht mehr durch die Last des Geheimnisses beschwert wird. Wenn ich mich noch einmal zurückversetzen könnte, würde ich in Anwesenheit meiner Schwester und meiner Freundinnen abtreiben wollen, würde mir in diesem Augenblick äußerster Verletzlichkeit mehr Schwesterlichkeit wünschen. Ich würde dieses Kapitel meines Lebens in die Hände des Kollektivs legen, damit die Geschichte vor aller Augen geschrieben wird. Bis die Männer sich endlich aufraffen und ihre Menschlichkeit, das gesamte Spektrum ihrer Emotionen ergründen, scheinen wir – Frauen und Gender-Minderheiten – nur auf uns selbst zählen zu können, um Räume zu eröffnen, in denen wir uns für unsere Verletzlichkeit nicht zu schämen brauchen.

Nach der langen Arbeit an diesem Buch meine ich zu verstehen, weshalb der Satz «Ich habe abgetrieben, und es geht mir gut, danke» immer wichtig gewesen ist und bleiben wird. Er scheint mir zu sagen: Schaut, ich bin lebendig, ich bin eine vollständige Persönlichkeit. Abgetrieben zu haben ist nicht meine Identität, ich habe dieser Welt noch anderes zu bieten und mit meinem Leben noch anderes vor. Meine Abtreibung ist nicht mein Stigma.

Da man bekanntlich immer alles aussprechen muss, um Gehör zu finden, will ich das auch gerne tun: Meine Abtreibung ist nicht mein Stigma, und ich habe anderes zu bieten, aber ich habe eben auch *das* zu bieten, ich will auch *darüber* sprechen können. Ich dachte, dass die Abtreibung erst zu einem neutralen Thema werden müsste, damit die damit verbundenen widersprüchlichen und unangenehmen Erfahrungen angesprochen werden können. Dass wir, solange es Agenden,

Siege und Niederlagen gäbe, auf keinen grünen Zweig kommen würden. Die Abtreibung ist noch immer eine offene, unberechenbare politische Wunde. Man befürchtet, dass sie sich infizieren könnte, und macht einen Bogen um sie. Vielleicht sollte man das Problem umgekehrt angehen: Gerade indem wir über unsere Erfahrungen sprechen, so intim und persönlich sie auch sind, können wir das Thema neutralisieren und spannungsfreie Orte schaffen. Wir sollten uns über die Menge erheben, die sich um unsere Rechte prügelt, und eine andere Debatte anstoßen.

Vor ein paar Monaten, ich kochte gerade gemeinsam mit meinem Mann, unterhielten wir uns über meine Abtreibung, über die Narben, die sie in uns und zwischen uns hinterlassen hatte. Er sagte: «Vielleicht sind wir beide erst geheilt, wenn wir dieses Kind haben, das wir damals schon wollten und das wir jetzt bekommen können.» Das stimmte mich nachdenklich.

Daran war etwas Wahres. Nicht, weil ein lebendiges Kind das Gespenst eines anderen ersetzen kann, das nie das Licht der Welt erblickt hat. Eher, weil all die Verletzungen, die in mir verheilen müssen, drei großen Kategorien angehören. Zunächst einmal muss ich ein Verhältnis zu meinem Körper, zu meiner Persönlichkeit finden, ohne strikt zwischen Körper und Geist zu unterscheiden, sobald sich einer von beiden meiner vermeintlichen Kontrolle entzieht. Zweitens wären da die persönlichen Fragen: Was erwarte ich von der Mutterschaft, von meinem Leben und von mir selbst – eine philosophische Öffnung, die ebenso unbequem wie inspirierend ist. Und drittens all das, was mit dem materiellen Leben zusammenhängt und weit über die klaren Grenzen der Individualität hinausgeht. Da ich nicht mehr arm bin und fürchten muss, mein mageres finanzielles Kissen schwinden zu sehen, hat sich meine Wut gelegt, und nicht von ungefähr freue ich mich jetzt, da sich diese Umstände geändert haben, auf eine geplante Schwangerschaft. Dennoch vergesse ich nicht, dass es neben meinen persönlichen Bestrebungen vor allem meine wirtschaftliche Situation war, die mir eine Abtreibung nahegelegt hat. Ich vergesse nicht, dass ich für eine Gesellschaft kämpfe, in der alle die Möglichkeit haben sollen, ihre Lebensentscheidungen zu treffen, ohne dabei an ihr Bankkonto zu denken.

Auch insofern wird die Abtreibung immer politisch bleiben. Die Art, wie wir sie und ihre (möglichen) Folgen erleben, ist direkt an die Gesellschaft gekoppelt, in der wir uns bewegen. Wahrscheinlich wird es immer Personen geben, die ungewollt schwanger werden und sich einen Abbruch wünschen. Nicht die Abtreibung ist das Problem, sie ist es ebenso wenig wie die Tatsache, eine Paracetamol einzunehmen, wenn man Kopfschmerzen hat: In beiden Fällen handelt es sich um eine medizinisch sichere, unverzichtbare Behandlung. Das Problem sind die Hindernisse, die Frauen in den Weg gelegt werden, die doch schlicht ihr Leben nach ihren eigenen Vorstellungen gestalten wollen.

DANK

Dieser Text ist der schwierigste, den ich je geschrieben habe, auch wenn mein Leben noch relativ jung ist. Er wäre nicht zustande gekommen ohne die Hilfe derer, die meine Zweifel angehört, die mich beraten, beruhigt und unterstützt haben, oder ohne die, die während der Arbeit ein Stück ihres Weges mit mir geteilt haben:

Fauve, Soriya, Laëtitia, Carole, Juliette, Wendy, Aurélie, Marcia, Élodie, Claire, Anaïs, Sabrina, Léane.

Ein besonderer Dank geht an:

Julie Finidori, meine Agentin und Freundin, für ihre immerwährende, beruhigende Anwesenheit während all der wunderbaren Abenteuer, die inzwischen an meinem Himmel prangen,

Coline Charpentier und Juliette Dimet, meine Verlegerinnen, für ihr Vertrauen in dieses Projekt schon in den ersten Zügen,

Florence und Chloé für ihr wohlwollendes und anspruchsvolles Gegenlesen,

Mariane, meine Schwester, Candice, Lucie und Laëtitia, meine Freundinnen, sowie an meine Angehörigen für ihren Beistand während meiner Abtreibung,

Mathieu, meinen Liebsten, dafür, dass er genau das ist,

Eleven für das stetige Schnurren auf meinem Bauch, selbst als er leer war

(dem winzigen Leben, dem ich jetzt ein Haus sein will).

Ich habe diese Seiten zwischen 2019 und 2022 geschrieben, zwischen Lille, Ligoure, Pocé-sur-Cisse, der Normandie und der Bretagne, zu der Musik von Brigitte, Anne Sylvestre und Pomme, zum Soundtrack von *The Leftovers* und *Loki* sowie zu Bo Burnhams Comedy-Special *Inside*.

AUSGEWÄHLTE LITERATUR

Annie Ernaux, *Das Ereignis*. Aus dem Französischen von Sonja Finck, Suhrkamp 2021.

Sandra Vizzavona, *Interruption*, Stock 2021.

Les filles des 343, *J'ai avorté et je vais bien, merci*, La Ville Brûle 2012.

Gloria Steinem, *Aufbruch. Wie die Hoffnung auf ein gerechteres Miteinander mein Leben bestimmt*. Aus dem Englischen von Eva Bonné, btb 2019.

Diana Greene Foster, *The Turnaway Story*, Scribner 2020.

ENDNOTEN

1 Inspection Générale des affaires sociales, *Evaluation des politiques de prévention de grossesses non désirées et de prise en charge des interruptions volontaires de grossesse suite à la loi du 4 juillet 2001*, Oktober 2009, eingesehen unter: https://www.vie-publique.fr/sites/default/files/rapport/pdf/104000047.pdf
Zahlen aus Deutschland aus: BZgA Bundeszentrale für gesundheitliche Aufklärung (Hg.), frauen leben 3, Familienplanung im Lebenslauf von Frauen. Schwerpunkt: Ungewollte Schwangerschaften. Eine Studie im Auftrag der BZgA von Cornelia Helfferich, Heike Klindworth, Yvonne Heine, Ines Wlosnewski. Köln: BZgA, 2016.
2 Allyson Chiu, «‹Juno› tackled teen pregnancy and abortion. The woman behind the film says she wouldn't write it today», *The Washington Post*, 17. Mai 2019, eingesehen unter: https://www.washingtonpost.com/nation/2019/05/17/juno-diablo-cody-georgia-alabama-abortion-bans
3 Emma Dibdin, «*Gilmore Girls* Has Never Been a Pro-Choice Show», Cosmopolitan, 16. Dezember 2016, eingesehen unter: https://www.cosmopolitan.com/entertainment/tv/a8483260/gilmore-girls-abortion
4 Aurélia Blanc und Alizée Vincent, «‹Oui, j'ai avorté›. Treize personnalités brisent le silence», Causette Nr. 128, Dezember 2021, eingesehen unter: https://www.causette.fr/feminismes/combats/temoignages-treize-personalites-brisent-le-silence-sur-leur-avortement

5 Textauszug aus: Annie Ernaux, Das Ereignis. Aus dem Französischen von Sonja Finck © Editions Gallimard, 2000. © der deutschsprachigen Ausgabe Suhrkamp Verlag AG, Berlin, 2021.
6 Sandra Vizzavona, Interruption. L'avortement par celles qui l'ont vécu, Stock, Paris, 2021.
7 bell hooks, *Feminismus für alle*. Aus dem Französischen von Margarita Ruppel, Unrast Verlag 2022, S. 43, © UNRAST Verlag, Münster 2021.
8 Monica Davey und Joe Stumpe, «Abortion Doctor Shot to Death in Kansas Church», *The New York Times*, 31. Mai 2009, eingesehen unter: https://www.nytimes.com/2009/06/01/us/01tiller.html
9 Diana Green Foster, *The Turnaway Study*, Scribner, 2020, S. 81.
10 Pauline Pellissier, «Parcours du combattant: ces Françaises, hors délai, obligées d'avorter à l'étranger», *Grazia*, 21. November 2018, eingesehen unter: https://www.grazia.fr/news-et-societe/societe/parcours-du-combattant-ces-francaises-hors-delai-obligees-d-avorter-a-l-etranger-908210
11 Inspectie Gezondheidszorg en Jeugd, Jaarrapportage 2020 Wet afbreking zwangerschap(Wafz), November 2021, eingesehen unter: https://open.overheid.nl/repository/ronl-d18f3b07-782e-4b08-99c6-675b0d60ca33/1/pdf/jaarrapportage-2020-wet-afbreking-zwangerschap-wafz.pdf
12 Planningfamilial, Seite «Avortement (Abtreibung)», eingesehen unter: https://www.planning-familial.org/fr/avortement-100
13 Abortion Rights Coalition of Canada, *Statistics – Abortion in Canada*, am 28. März 2021 aktualisiert, ein-

gesehen unter: https://www.arcc-cdac.ca/ wp-content/uploads/2020/07/statistics-abortion-in-canada.pdf

14 Die Ausführungen zur Situation in Deutschland: Vgl. Lucretia Gather, 100 Kilometer bis zur nächsten Arztpraxis, tagesschau.de, abrufbar unter: https://www.tagesschau.de/inland/schwangerschaftsabbruch-aerzte-101.html; Schwangerschaftsabbruch. Fakten und Hintergründe hg. von Bundesverband pro familia, Berlin, 2017.

15 J. D. Goodman, S. Tavernise, R. Graham und E. Sandoval, «Confusion in Texas as ‹Unprecedented› Avortion Law Takes Effect», *The New York Times*, 2. September 2021, eingesehen unter: https://www.nytimes.com/2021/09/02/us/supreme-court-texas-abortion-law.html

16 Sébastien Natroll, «Aux Etats-Unis, les femmes bientôt privées du droit constitutionnel à l'IVG ?», *Slate*, 15. Dezember 2021, eingesehen unter: http://www.slate.fr/story/220674/etats-unis-femmes-bientot-privees-droit-constitutionnel-ivg-avortement

17 Alexandra Jousset und Andrea Rawlins-Gaston, *Avortement, les croisés contre-attaquant*, Arte, 2017.

18 Jeanette Winterson, Gespräch in *The Paris Review*, Nr. 145, Winter 1997, zit. nach Mona Chollet, *Sorcières. La puissance invaincue des femmes*, La Découverte/Zones, 2018, S. 85.

19 Julie Philips, «What Contraception Meant to a Century of Women Writers», *Literary Hub*, 5. August 2019, eingesehen unter: https://lithub.com/what-contraception-meant-to-a-century-of-women-writers

20 Gloria Steinem: My Life on the Road. Aus dem Englischen von Eva Bonné, btb 2016, S. 3. Gloria Steinem,

My Life on the Road, © 2016 btb Verlag, München, in der Penguin Random House Verlagsgruppe GmbH, Übersetzung: Eva Bonné.

21 Ava Djamshidi, Véronique Philipponnat und Dorothée Werner, «Emmanuel Macron nous répond», *ELLE*, 2. Juli 2021.

22 Pour une MEUF, IVG: *mensonges et manipulations, le debunking de Pour une MEUF*, 6. Dezember 2020, eingesehen unter: https://www.pourunemeuf.org/2020/12/06/ivg-mensonges-et-manipulations-le-debunking-de-pour-une-meuf

23 STATISTA, *Nombre d'interruptions volontaires de grossesse (IVG) pour 1000 femmes en France en 2018, selon la tranche d'âge*, 22. November 2019, eingesehen unter: https://fr.statista.com/statistiques/507957/nombre-d-avortements-groupe-d-age-femmes-france

24 Statistisches Bundesamt (Hg.), Zahl der Schwangerschaftsabbrüche im Jahr 2021 um 5,4 Prozent gesunken. Pressemitteilung Nr. 154 vom 7. April 2022, eingesehen unter: https://www.destatis.de/DE/Presse/Pressemitteilungen/2022/04/PD22_154_233.html

25 CNOM, *Bericht vom 16. Dezember 2011*.

26 Diana Green Foster, *The Turnaway Study*, Scribner, 2020.